Ratgeber
Traurigkeit, Rückzug, Depression

Informationen für Betroffene,
Eltern, Lehrer und Erzieher

von Gunter Groen, Wolfgang Ihle
Maria Elisabeth Ahle und Franz Petermann

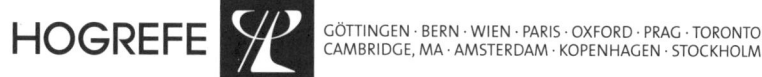

HOGREFE   GÖTTINGEN · BERN · WIEN · PARIS · OXFORD · PRAG · TORONTO
CAMBRIDGE, MA · AMSTERDAM · KOPENHAGEN · STOCKHOLM

Prof. Dr. Gunter Groen, geb. 1970. Seit 2010 Professor für Psychologie im Studiengang Soziale Arbeit an der Hochschule für Angewandte Wissenschaften in Hamburg und Psychologischer Psychotherapeut.

Dipl.-Psych. Wolfgang Ihle, geb. 1959. Seit 1996 stv. Leiter der Abteilung Klinische Psychologie/ Psychotherapie und Geschäftsführer der Akademie für Psychotherapie und Interventionsforscher an der Universität Potsdam.

Dr. Maria Elisabeth Ahle, geb. 1962. Seit 2002 stellvertretende Ambulanzleiterin an der Akademie für Psychotherapie und Interventionsforschung an der Universität Potsdam sowie Psychologische Psychotherapeutin in eigener Praxis in Berlin.

Prof. Dr. Franz Petermann, geb. 1953. Seit 1996 Direktor des Zentrums für Klinische Psychologie und Rehabilitation der Universität Bremen.

Bibliografische Information der Deutschen Nationalbibliothek

Die Deutsche Nationalbibliothek verzeichnet diese Publikation in der Deutschen Nationalbibliografie; detaillierte bibliografische Daten sind im Internet über http://dnb.dnb.de abrufbar.

© 2012 Hogrefe Verlag GmbH & Co. KG
Göttingen • Bern • Wien • Paris • Oxford • Prag • Toronto
Cambridge, MA • Amsterdam • Kopenhagen • Stockholm
Merkelstraße 3, 37085 Göttingen

http://www.hogrefe.de
Aktuelle Informationen • Weitere Titel zum Thema • Ergänzende Materialien

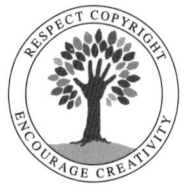

Umschlagabbildungen: © Getty Images, München
Illustrationen: Klaus Gehrmann, Freiburg; www.klausgehrmann.net
Satz: ARThür, Grafik-Design & Kunst, Weimar
Gesamtherstellung: AZ Druck und Datentechnik, Kempten
Printed in Germany
Auf säurefreiem Papier gedruckt

ISBN 978-3-8017-2382-8

Zielsetzung des Ratgebers

„Ich fühle mich so unendlich traurig und leer. Ich kann mich zu kaum noch etwas aufraffen, nichts macht mir noch richtig Spaß und alles ist so anstrengend geworden. Fast jeden Tag denke ich: Wozu das alles noch?" Das sind die Worte einer 14-jährigen Jugendlichen, der es heute zum Glück viel besser geht.

Depressionen sind nicht nur unter Erwachsenen weit verbreitet. Auch Kinder und Jugendliche können unter tiefgreifender und anhaltender Traurigkeit, Niedergeschlagenheit und Freudlosigkeit leiden und dadurch in ihrem Alltag und ihrer Entwicklung beeinträchtigt sein.

Das Thema Depressionen wird in der Gesellschaft heutzutage offener angesprochen und sensibler wahrgenommen als noch früher. Das ist gut, und hilft Eltern, aber auch Kindern und Jugendlichen selbst, sich eigene Schwierigkeiten einzugestehen, diese ernst zu nehmen und sich, falls notwendig, Hilfe zu holen. Allerdings fehlt es noch an vielen Stellen an Aufklärung und Information. Immer noch bekommen viele betroffene Kinder und Jugendliche erst spät die richtige Unterstützung.

In diesem Buch möchten wir Ihnen einen kurzen und verständlichen Überblick über das Thema Depressionen bei Kindern und Jugendlichen geben. Es soll vor allem Eltern und sonstigen Bezugspersonen, aber auch den Kindern und Jugendlichen selbst, wichtige Informationen über das Thema vermitteln. Wir möchten Ihnen zeigen, was Depressionen sind und wie sie sich äußern, wie sie entstehen und wie sie erkannt werden können und was die richtige und sinnvolle Hilfe und Unterstützung sein kann.

Hamburg, Potsdam und Bremen,
im August 2011

Gunter Groen, Wolfgang Ihle,
Maria Elisabeth Ahle und
Franz Petermann

Inhalt

1 Kennen Sie das?

Der achtjährige Leon wirkt oft traurig und in sich gekehrt. Seine Eltern machen sich darüber Sorgen, dass er nicht so oft lacht wie andere Kinder in seinem Alter. Seit einigen Monaten zieht er sich immer häufiger in sein Zimmer zurück, scheint sich zu langweilen und an nichts mehr richtig Spaß zu haben. Selbst zum Fußballtraining müssen ihn seine Eltern überreden – und auch das gelingt immer seltener. Wenn er sich mit anderen Kindern trifft, steht er oft nur dabei, wenn die anderen fröhlich spielen. Außer seinem zwei Jahre jüngeren Bruder hat er eigentlich keine richtigen Freunde. Abends vor dem Einschlafen und morgens vor der Schule klagt Leon immer häufiger über Bauchweh. Oft kommt er zu seinen Eltern ins Bett, wenn er abends nicht einschlafen kann. Auch die Lehrerin berichtet, dass er immer weniger Kontakt mit den Klassenkameraden hat, im Unterricht wenig sagt und manchmal richtig abwesend wirkt. Von seiner Mutter darauf angesprochen, kann Leon nicht sagen, was ihn bedrückt, aber ihm stehen Tränen in den Augen.

Die 13-jährige Celina wirkt sehr vernünftig, nachdenklich und etwas älter, als sie ist. Sie zweifelt oft an ihrer Person, ist mit sich unzufrieden und kann sich manchmal gar nicht mehr leiden. Celinas Selbstbewusstsein ist in den letzten Monaten immer mehr geschrumpft, ihre Traurigkeit immer größer geworden. Sie fragt sich, warum die meisten Gleichaltrigen offener und netter sind als sie, mehr Freunde haben und attraktiver sind. Sie traut sich nur selten, das zu sagen, was sie möchte und für ihre Bedürfnisse und Ziele einzustehen. Im Umgang mit anderen hat sie Angst, etwas Falsches zu sagen und sich zu blamieren. Freundinnen gegenüber ist sie immer nett, kann schlecht „Nein" sagen und lässt sich auch manchmal ausnutzen. Auch ihren Eltern möchte sie nicht zur Last fallen und versucht ihnen gegenüber so zu tun, als sei alles gut. Ihre größer werdenden Sorgen und Zweifel frisst sie in sich hinein. Abends kreisen ihre Gedanken darum, was sie alles nicht an sich mag, was sie heute wieder falsch gemacht hat und was morgen wieder schief laufen wird. Celinas Mutter fällt auf, dass Celina in letzter Zeit oft Kopfschmerzen und nur noch sehr wenig Appetit hat. In ihr Tagebuch schreibt Celina, dass sie immer weniger Kraft und Mut hat und nicht mehr weiß, wie es weitergehen soll.

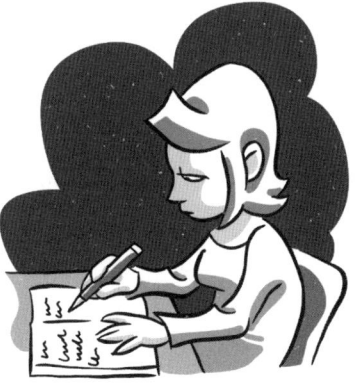

Wenn *die 16-jährige Jana* von sich und ihrem Leben erzählt, wird schnell deutlich, wie niedergeschlagen und verzweifelt sie sich fühlt. In den letzten Wochen ist Jana kaum noch in die Schule gegangen, immer häufiger kommt sie morgens nicht mehr aus dem Bett. Sie fühlt sich schlapp und müde und hat kaum noch Energie. Sie ist genervt davon und traurig darüber, dass einige Mitschüler hinter ihrem Rücken reden und über sie lästern. Außerdem kommt sie im Unterricht nicht mehr richtig mit und kann sich nur noch schlecht konzentrieren. Sie fühlt sich einsam und allein gelassen und von keinem Menschen richtig verstanden. Verabredungen mit ihren Freundinnen sagt sie immer häufiger ab, viele Hobbys hat sie aufgegeben. Auch die Eltern können es Jana kaum noch recht machen, sie fühlt sich von ihnen schnell missverstanden und angegriffen, reagiert gereizt und wütend oder beginnt zu weinen. Schon einige Male hat sie sich mit einer Rasierklinge am Unterarm selber verletzt, weil sie sich in ihrer Not und Verzweiflung nicht besser zu helfen wusste. Jana macht sich viele Sorgen über sich und ihre Zukunft. Besonders abends grübelt sie und liegt oft lange wach. Sie berichtet von einer größer werdenden Leere und Hoffnungslosigkeit und Selbstmordgedanken.

Traurige Kinder und Jugendliche fallen ihren Eltern und dem weiteren Umfeld oft nicht so schnell und leicht auf. Auch die betroffenen Kinder und Jugendlichen selbst gestehen sich ihre Schwierigkeiten lange nicht ein, schämen sich und versuchen ihre Probleme mit sich selbst auszumachen. Oft führt ein Teufelskreis aus Belastungen im Alltag, Sorgen und Selbstzweifeln sowie Antriebslosigkeit und Rückzug zu einer größer werdenden Depressivität – einer Depressivität, aus der die Kinder und Jugendlichen alleine nicht mehr ohne weiteres herauskommen. Den depressiven Kindern und Jugendlichen fehlt oft der Mut oder der Antrieb, sich mitzuteilen und sich um Unterstützung zu bemühen. Oft denken sie auch, dass ihnen sowieso keiner helfen kann. Besorgte Eltern fragen sich, was sie falsch gemacht haben und wie sie ihr Kind unterstützen können.

Es ist wichtig, dass eine depressive Entwicklung bei Kindern und Jugendlichen möglichst frühzeitig erkannt wird. Dies hilft den Betroffenen und ihren Familien angemessen mit den Problemen und Schwierigkeiten umzugehen, die richtige Unterstützung zu finden, eigene Stärken zu entdecken und neuen Mut zu schöpfen.

2   Was sind Depressionen?

Depressionen gehören unter Erwachsenen zu den häufigsten seelischen Leiden beziehungsweise psychischen Störungen überhaupt. Man nimmt an, dass ungefähr 5 % aller Erwachsenen davon betroffen sind. Die Betroffenen leiden oft lange und nachhaltig unter den depressiven Symptomen und ein normales Leben ist oft nur unter großen Anstrengungen oder phasenweise gar nicht mehr möglich.

Wie auch beim Alltagsgebrauch des Wortes „depressiv" deutlich wird, geht es im Kern um eine gedrückte Stimmung und Traurigkeit. Traurigkeit ist zunächst einmal ein normaler und bedeutender Bestandteil der menschlichen Gefühlswelt. Alle Menschen fühlen sich in einem gewissen Ausmaß manchmal bedrückt und niedergeschlagen, müde und schlapp, machen sich Sorgen und sind traurig. Traurigkeit ist eigentlich ein wichtiges und normales Gefühl, das uns zeigen kann, wenn uns etwas im Leben nicht gut tut und zu viel wird, wenn wir etwas vermissen oder einen Verlust verarbeiten müssen, wenn wir Zeit für uns brauchen oder aber Hilfe und Unterstützung benötigen.

Depressionen gehen über dieses „normale" Ausmaß an Traurigkeit deutlich hinaus. Depressionen sind psychische Störungen, die vor allem die Stimmung und Gefühlswelt eines Menschen, aber darüber hinaus auch weite Teile seines Denkens und Verhaltens nachhaltig und längerfristig betreffen. Eine Depression zeichnet sich durch eine tiefgehende und anhaltende Traurigkeit und durch einen erheblichen Verlust an Energie, Antrieb und Lebensfreude aus. Die betroffenen Menschen leiden unter ihren Stimmungsproblemen und kommen in ihrem Alltag nicht mehr gut zurecht. Sie ziehen sich von Freunden, Bekannten und aus dem Familienleben zurück. Sie sind im Beruf, in der Ausbildung oder in der Schule beeinträchtigt und weniger leistungsfähig. Sie sind mutlos, setzen sich zu sehr unter Druck und können sich nicht mehr so gut konzentrieren. Sie vernachlässigen Hobbys, Interessen und Freizeitaktivitäten und unternehmen immer weniger. Häufig äußert sich die gedrückte Stimmung auch in körperlichen Anzeichen, wie zum Beispiel in Kopf- und Bauchschmerzen, verändertem Appetit oder Schlafproblemen. Traurigkeit und Verzweiflung können im Rahmen einer Depression so weit gehen, dass die Betroffenen lebensmüde werden und unter Selbstmordgedanken leiden.

3 Können Kinder und Jugendliche depressiv werden?

Depressionen im Erwachsenenalter sind ein bekanntes und weit verbreitetes Problem. Können auch Kinder und Jugendliche unter dieser Symptomatik leiden? Lange Zeit ging man davon aus, dass depressive Verstimmungen im Kindes- und Jugendalter auf andere Krankheiten in der frühesten Kindheit zurückzuführen sind oder als deren Begleiterscheinung (z. B. einer körperlichen Krankheit) auftreten. Aus Studien und viel klinischer Erfahrung weiß man heute jedoch, dass Depressionen auch bei Kindern und Jugendlichen ein häufiges und ernst zu nehmendes Problem sind, das schwerwiegende Folgen nach sich ziehen kann.

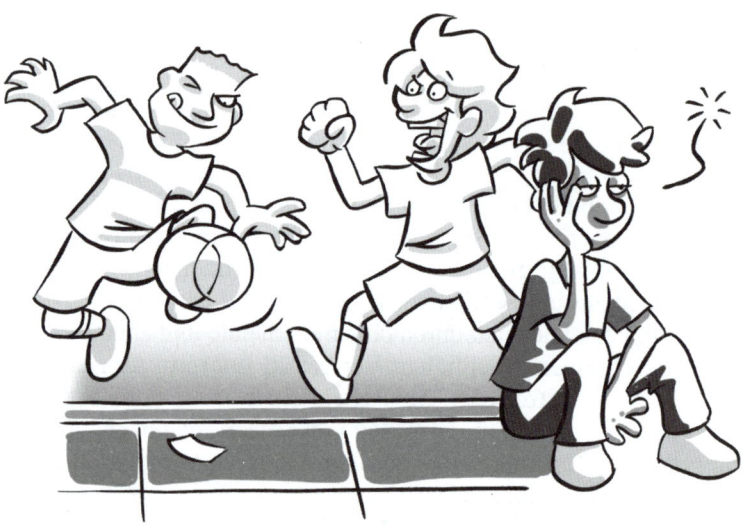

Bereits im Schulalter finden sich Auftretenshäufigkeiten von 1 bis 3 %, im Jugendalter belaufen sich die Schätzungen auf 4 bis 10 %. Dabei ist zu beachten, dass nicht jedes traurige Kind gleich eine Depression haben muss. Viele der Merkmale, die typisch für depressive Störungen sind, können auch normale Entwicklungserscheinungen im Kindes- und Jugendalter sein, wie zum Beispiel Trotz, Gereiztheit, Rückzug und Unzufriedenheit mit sich und der Welt. Gewisse Stimmungsschwankungen und emotionale Krisen gehören bei Kindern und gerade bei Jugendlichen zu einer normalen Entwicklung dazu. Nicht jede Phase schlechter Stimmung ist eine depressive Störung.

Damit von einer klinisch bedeutsamen, behandlungsbedürftigen depressiven Störung gesprochen wird, müssen eine Reihe von bestimmten Symptomen über einen längeren Zeitraum, das heißt über mindestens mehrere Wochen vorliegen. Dabei gibt es nicht *die eine* Depression, die bei jedem Menschen gleich ist. Eine Depression kann viele Gesichter haben und sich gerade bei Kindern und Jugendlichen ganz unterschiedlich und individuell äußern.

Im folgenden Kasten finden Sie einen Überblick über die typischen Symptome und Anzeichen einer Depression beziehungsweise einer *depressiven Episode* bei Kindern und Jugendlichen. Die Symptome sind denen bei Erwachsenen teilweise ähnlich.

Merkmale und Anzeichen einer Depression

- Traurige, depressive Stimmung oder auch Reizbarkeit in einem ungewöhnlichen Ausmaß.
- Kaum oder kein Interesse und keine Freude beim Spielen oder an eigentlich angenehmen Tätigkeiten.
- Häufiges Weinen ohne ersichtlichen Grund.
- Wenig Energie und Antrieb, schnelle Ermüdbarkeit.
- Häufige und deutlich ausgeprägte Langeweile.
- Die schlechte Stimmung bessert sich auch bei eigentlich schönen Erlebnissen nicht wesentlich.
- Rückzug und Passivität.
- Geringes Selbstvertrauen.
- Starke und unbegründete Selbstvorwürfe oder Schuldgefühle.
- Schwierigkeiten sich zu entscheiden und zu konzentrieren.
- Ein- und Durchschlafprobleme oder auch ein besonders hohes Schlafbedürfnis.
- Deutlich weniger oder auch mehr Appetit.
- Weitere körperliche Beschwerden wie Bauchweh oder Kopfschmerzen.
- Gedanken über den Tod, Selbstmordideen, -absichten oder -versuche.

Bei Kindern können zunächst oft körperliche Beschwerden im Vordergrund stehen, wie zum Beispiel Appetitlosigkeit, eine ausgeprägte Müdigkeit am Tag und Erschöpfung sowie unspezifische Bauchschmerzen bei jüngeren und Kopfschmerzen bei älteren Kindern. Vor allem im Kleinkind- und Vorschulalter äußert sich die Depression in verminderter Gestik und Mimik sowie leichter Irritierbarkeit. Ab dem Schulalter stehen vermehrt psychische Symptome wie Selbstzweifel, unangemessene Schuldgefühle, Überzeugungen, nicht geliebt zu werden, sowie Leistungsprobleme im Vordergrund. Bei Jungen lässt sich insgesamt häufiger reizbares, aggressives und zerstörerisches Verhalten beobachten, während Mädchen eher zu Rückzug neigen und immer stiller werden. Neben dem fließenden Übergang von entwicklungsbedingt auftretenden Phänomenen und depressiven Symptomen, erschwert die Tatsache, dass depressive Störungen oftmals gemeinsam mit anderen psychischen Problemen auftreten (z. B. Angststörungen, Hyperaktivität, Essstörungen) das frühzeitige Erkennen einer Depression im Kindes- und Jugendalter.

Merke:

Anzeichen, wie Traurigkeit oder Reizbarkeit, Antriebsmangel und Freud- losigkeit und weitere Symptome sprechen besonders dann für das Vor- liegen einer Depression, wenn
- die Auffälligkeiten besonders ausgeprägt sind,
- länger anhalten,
- sich das Kind oder der Jugendliche im Vergleich zu früher merklich verändert hat,
- das Kind oder der Jugendliche sehr darunter leidet und
- es im Alltag zu Beeinträchtigungen kommt.

Im Zweifelsfall sollten Sie als Eltern nicht warten, Ihr Kind Fachleuten vor- zustellen und eine professionelle diagnostische Abklärung zu veranlassen.

4 Wie wird eine Depression festgestellt?

Der erste Schritt zur Bewältigung der Depression besteht darin, dass mögliche Anzeichen einer solchen Störung erkannt werden. Dabei spielt das soziale Umfeld des betroffenen Kindes oder Jugendlichen eine entscheidende Rolle. Folgende besondere Warnzeichen können neben anderen beobachtet werden:

- Vernachlässigung oder Rückzug von Hobbys oder alterstypischen Aktivitäten,
- deutlicher Abfall der Schulleistung,
- deutliche Veränderung in Verhalten und Aussehen, Vernachlässigung der Körperpflege,
- Weglaufen von zu Hause,
- übermäßiger Alkohol- oder Drogenkonsum und
- Isolierung von der Familie und/oder Gleichaltrigen.

Sollten solche Auffälligkeiten auftreten, sollten Sie ein ruhiges und vertrauensvolles Gespräch mit Ihrem Kind führen, um herauszufinden, wie es ihm wirklich geht. Verstärkt sich der Verdacht, dass eine depressive Störung vorliegt, ist eine professionelle Abklärung und Diagnosestellung unbedingt erforderlich. Selbstverständlich können Sie sich anhand der Checkliste im Anhang (vgl. Seite 60) darüber informieren, ob einige der dort aufgelisteten Symptome vorliegen: Sind verschiedene Alarmzeichen erfüllt, muss ein Facharzt (Hausarzt, Kinderarzt, Internist) abklären, ob die depressiven Verhaltensweisen nicht durch eine körperliche Krankheit, wie eine Schilddrüsenerkrankung, verursacht sind. Wenn körperliche Ursachen ausgeschlossen werden können, sollte die Diagnose „Depression" fachgerecht überprüft werden.

Kinder- und Jugendlichenpsychotherapeuten oder auch Fachärzte für Kinder- und Jugendpsychiatrie führen mit Ihnen und Ihrem Kind dann ausführliche Gespräche, um sich ein genaues Bild von den Problemen, aber auch den Stärken Ihres Kindes zu machen. Außerdem setzen die Therapeuten speziell zur Erfassung depressiver Störungen entwickelte Fragebögen ein und führen Interviews zur Diagnosestellung durch. Des Weiteren können Fachleute durch Verhaltensbeobachtung die klinische Einschätzung ergänzen.

5 Was bedeutet eine Depression für Kinder und Jugendliche und ihre weitere Entwicklung?

Eine Depression gehört nicht nur zu den häufigsten psychischen Störungen, sondern auch zu den folgenschwersten. Wie erwähnt, ist es allein aus diesem Grund von großer Bedeutung, depressive Symptome früh zu erkennen. Ein frühzeitiges Erkennen und eine fachgerechte Behandlung einer Depression, können den Verlauf günstig beeinflussen und schwerwiegende Folgen „abpuffern". Allerdings ist eine zuverlässige Aussage über den Verlauf der Störung nur eingeschränkt möglich. Er hängt von vielen verschiedenen Faktoren ab. Erleiden Kinder schon früh eine Depression, dann spricht dies eher für einen ungünstigen Störungsverlauf, ebenso wenn ein Elternteil ebenfalls an einer Depression erkrankt ist (vgl. hierzu auch Kapitel 10).

Was versteht man unter einem ungünstigen Verlauf?

In der Regel verringert eine Depression die Leistungsfähigkeit eines Kindes oder Jugendlichen. Konkret bedeutet dies, dass durch die Motivationslosigkeit und Passivität die schulische Laufbahn oder berufliche Orientierung gefährdet sein kann. Verzögerungen in der sozial-emotionalen Reife treten auf. Diese äußern sich unter anderem in einer mangelnden Selbstständigkeit und weniger Selbstbewusstsein, einem schlechteren Umgang mit negativen Gefühlen oder einer höheren Belastung durch Stress. Vielfach ziehen sich die Betroffenen zurück und durch diese Isolation erfahren sie weniger Unterstützung von anderen Menschen und werden in ihrer sozialen Entwicklung eingeschränkt. Leider wird die immer nachhaltiger erlebte Einsamkeit manchmal auch durch einen übermäßigen Alkohol- und Drogenkonsum in ungünstiger Weise „bewältigt".

Depressive Kinder und Jugendliche weisen generell ein deutlich erhöhtes Risiko auf, auch im Erwachsenenalter an Depressionen zu erkranken. Aus einer solchen chronischen oder häufig wiederkehrenden Depression resultieren vielfältige berufliche und soziale Folgen. Besonders folgenschwer wirkt sich das ungefähr dreifach erhöhte Risiko für depressive Kinder aus, irgendwann einmal in ihrem Leben einen Suizidversuch zu unternehmen.

Auf den ersten Blick optimistisch wirkt der Befund, dass sehr viele depressive Kinder und Jugendliche im Verlauf ihres Lebens wieder weitestgehend symptomfrei werden. Eine solche Genesung kann schon nach wenigen Monaten auftreten: Wissenschaftliche Studien zeigen (vgl. zusammenfassend Groen & Petermann, 2011b), dass über 90 % der betroffenen Kinder und Jugendlichen nach drei Jahren keine depressiven Symptome mehr aufweisen. Neben diesen erfreulich hohen Genesungsraten berichten allerdings auch viele Studien über hohe Rückfallraten. Dies bedeutet, dass einerseits zwar symptomfreie Phasen beobachtet werden können, es jedoch immer wieder zu depressiven Episoden kommen kann; letztlich weisen damit depressive Symptome eine gewisse Stabilität auf. Das Risiko eines Rückfalls im Verlauf der Störung, das heißt einer wiederholten Depressionsdiagnose, schwankt zwischen 25 % nach einem Jahr und 75 % nach fünf Jahren. Die Tendenz, chronisch psychisch belastet zu sein, wird noch verstärkt durch die Tatsache, dass depressive Kinder und Jugendliche ein erhöhtes Risiko für andere psychische Störungen (z. B. Angststörungen) aufweisen.

6 Warum werden Kinder und Jugendliche depressiv?

Gerade bei Kindern und Jugendlichen sind depressive Störungen und Symptome oft eine Reaktion auf bestimmte Lebensereignisse, besondere Belastungen im Umfeld oder auch gewisse Entwicklungsanforderungen. Diese Umstände müssen bei der Betrachtung und bei der Lösung der Probleme unbedingt beachtet werden. Natürlich spielen auch Eigenarten des Kindes häufig eine gewisse Rolle. Es ist aber sicher nicht sinnvoll oder hilfreich, eine Depression auf eine alleinige „Krankheit" oder „krankhafte Veranlagung" des Kindes zu reduzieren.

Nach dem heutigen Wissensstand sind für die Entstehung und den Verlauf von Depressionen bei Kindern und Jugendlichen sowohl biologische als auch vor allem psychologische und soziale Faktoren von Bedeutung. Vereinfacht kann man sagen, dass es innere und äußere Umstände gibt, deren Vorhandensein die Wahrscheinlichkeit für das Auftreten und die Aufrechterhaltung einer Depression erhöhen. Um das Zusammenwirken dieser Faktoren zu verstehen, sind genaue psychologische und medizinische Kenntnisse darüber vonnöten, wie unser Erleben und Verhalten beeinflusst und reguliert wird. Daher sollten bei Vorliegen von ernsten depressiven Symptomen immer Experten für psychische Störungen des Kindes- und Jugendalters herangezogen werden (vgl. Kapitel 12). Diese sind in der Lage, die vorliegenden Informationen individuell zu gewichten und eine auf das jeweilige Kind und seine Familie zugeschnittene Hilfe vorzuschlagen.

Im Einzelfall können ganz unterschiedliche Belastungen, Risiken und Ursachen zu Depressionen von Kindern und Jugendlichen führen. Abbildung 1 zeigt ein einfaches Erklärungsmodell der Entstehung und Aufrechterhaltung depressiver Störungen, das auf dem heutigen Erkenntnisstand aufbaut.

Dabei interessieren uns besonders die Antworten auf folgende Fragen:
1. Was macht anfällig für das Auftreten von Depressionen?
2. Was löst Depressionen aus?
3. Was hält Depressionen aufrecht?

Die Antworten müssen für jeden Einzelfall individuell gefunden werden. Auf die wichtigsten aktuellen Erkenntnisse wird im Folgenden kurz eingegangen.

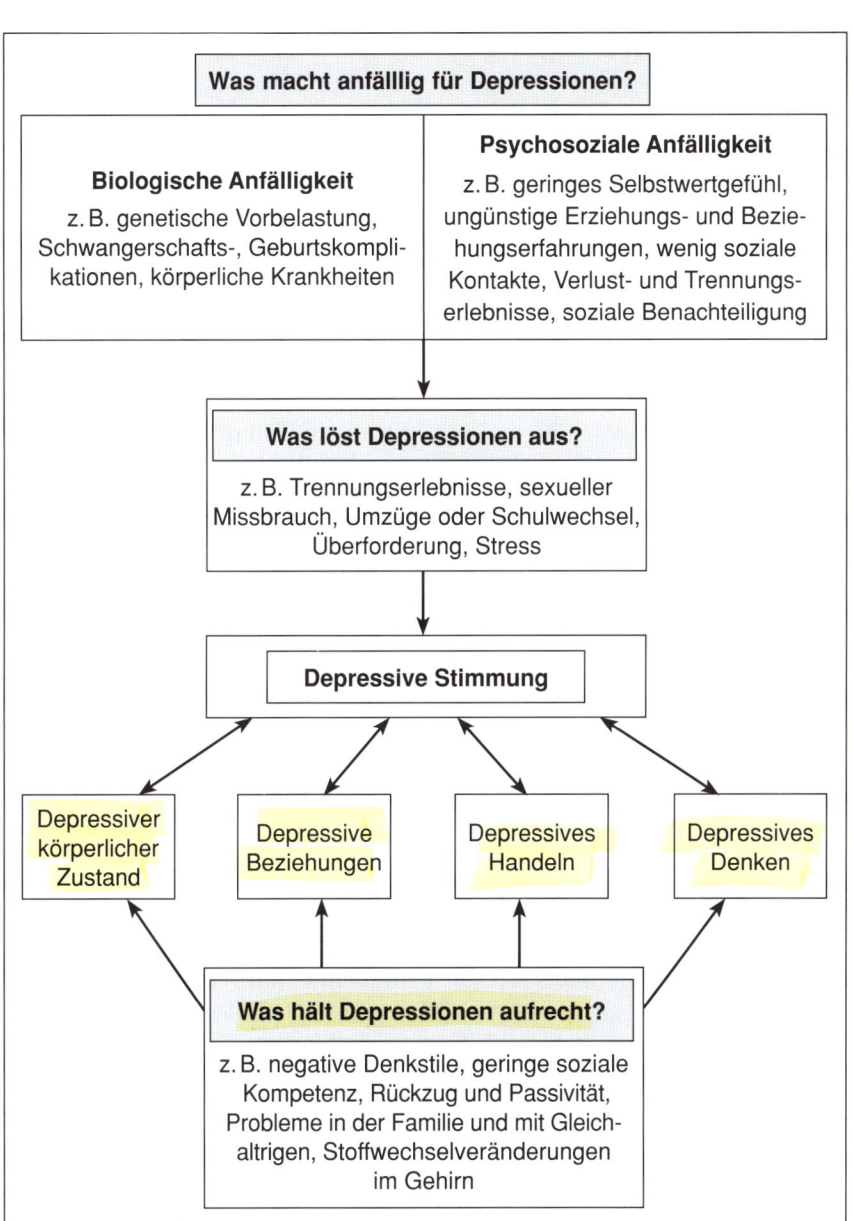

Abbildung 1:
Wie entstehen Depressionen?

19

Genetische Veranlagung

Depressionen können in Familien gehäuft auftreten. Dies ist neben anderen Gründen auch auf mögliche Einflüsse der Vererbung zurückzuführen. Sind enge Verwandte betroffen, ist die Gefahr, selbst eine Depression zu entwickeln, etwas erhöht. Bei eineiigen Zwillingen steigert sich das Risiko, dass beide an einer Depression erkranken. Dies zeigt, dass genetische Faktoren bei der Entstehung depressiver Störungen eine Rolle spielen können. Wie groß und bedeutend der Einfluss der Gene ist, ist aber gerade bei Kindern und Jugendlichen bisher noch ziemlich unklar. Nach heutigem Kenntnisstand ist davon auszugehen, dass die Veranlagung vor allem bei schweren und chronischen Depressionsformen eine größere Rolle spielt als bei leichten und mittelgradigen. Eltern, die unter Depressionen leiden, sind aufgrund der psychischen Störung oft nicht mehr so gut in der Lage, angemessen auf die emotionalen und sozialen Bedürfnisse ihrer Kinder einzugehen. Sie sind selbst besonders belastet und gefordert (vgl. Kapitel 10). Somit kommt neben der Veranlagung immer auch äußeren Einflüssen große Bedeutung zu.

Stoffwechsel- und Funktionsveränderungen im Gehirn

Viele Studien deuten darauf hin, dass depressive Symptome auch durch Stoffwechselveränderungen im Gehirn begünstigt oder davon begleitet werden können. Chemische Botenstoffe (sogenannte Neurotransmitter wie z. B. Serotonin und Noradrenalin), welche die Stimmung positiv beeinflussen, sind im Ungleichgewicht. Depressive Patienten weisen oft eine geringere Konzentration dieser Botenstoffe auf, wobei das Ausmaß der betroffenen Neurotransmitter-Systeme individuell unterschiedlich sein kann. Mit dieser Stoffwechselveränderung sinkt die Fähigkeit, Empfindungen wie Freude oder Zufriedenheit zu verspüren und negative Gefühle können die Oberhand gewinnen. Es ist jedoch bis heute nicht klar, ob diese Veränderungen Ursache, Begleiterscheinung oder Folge einer Depression sind.

Im Blut und Urin von einigen depressiven Patienten wurde auch eine zu hohe Konzentration des Stresshormons Kortisol gefunden. Allerdings deuten auch hier die Forschungsergebnisse darauf hin, dass die Veränderungen nicht ursächlich und auch nicht spezifisch für Depressionen sind. Neuere neurowissenschaftliche Forschungsbefunde, auf der Grundlage von bildgebenden Verfahren, zeigen bei Betroffenen während einer depressiven Episode eine veränderte Aktivität des sogenannten limbischen Systems im Gehirn. Das limbische System, das vereinfacht auch als stressregulierendes System bezeichnet werden kann, ist für das Empfinden und Verarbeiten von Gefühlen mitverantwortlich. Die veränderte Aktivität bei der Verarbeitung von Gefühlen könnte die erhöhte psychische Verletzlichkeit von depressiven Patienten erklären.

Besondere Belastungen, Stress und Rückzug

Bei vielen Kindern und Jugendlichen treten depressive Symptome im Zusammenhang mit widrigen Lebensumständen und belastenden Erfahrungen auf. Gerade Kinder und Jugendliche reagieren oft sehr feinfühlig auf Belastungen in ihrem unmittelbaren Lebensumfeld. Zu solchen kritischen Lebensereignissen und Belastungen zählen zum Beispiel der Tod eines nahen Angehörigen, die Scheidung beziehungsweise Trennung der Eltern, das Ende von Freundschaften, der erste Liebeskummer oder auch andere größere Veränderungen der gewohnten Lebensweise wie zum Beispiel nach dem Umzug in eine andere Stadt. Derartige Belastungen können zu großer emotionaler Verunsicherung der betroffenen Kinder und Jugendlichen führen. Es konnte nachgewiesen werden, dass belastende Lebensereignisse auch zu neurobiologischen Reaktionen wie zum Beispiel vermehrter Ausschüttung des Stresshormons Kortisol führen und dass hierdurch auch die oben beschriebenen Stoffwechselveränderungen ausgelöst werden können.

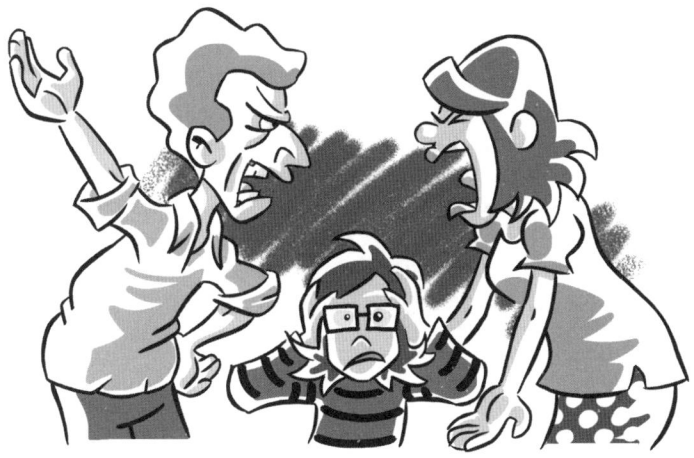

Weiterhin kann auch eine Häufung kleinerer Ereignisse und alltäglicher Widrigkeiten („Dauerstress") dazu führen, dass die Grenze der Belastbarkeit erreicht ist. Das kann zum Beispiel dann der Fall sein, wenn ein Kind in der Schule überfordert ist. Auch finanzielle Probleme (z. B. nach der Arbeitslosigkeit eines Elternteils) können als bedeutender Faktor zu unterschiedlichen familiären Belastungen und damit einem erhöhten Risiko für Depressionen führen. Zu den wichtigsten psychologischen und sozialen Risikofaktoren gehören auch anhaltende Konflikte und häufige Streitigkeiten zwischen Eltern und Kind oder in der Familie. Auch Konflikte und Beziehungsprobleme mit Freunden und unter Gleichaltrigen können eine große Belastung sein. Diese zwischenmenschlichen Probleme können schwere Folgen haben. Die betroffenen Kinder sind sozial schlecht eingebunden, erleben wenig Unterstützung und Beistand von anderen und fühlen sich einsam, allein und traurig. Aus Traurigkeit und Rückzug entsteht oft ein Teufelskreis, der auch durch ein lerntheoretisches Modell der Depression erklärt werden kann (siehe Kasten).

Das Schneckenhaus oder der Teufelskreis des Rückzugs

Wenn ein Kind sich wegen Stimmungsproblemen immer mehr zurückzieht, erfährt es immer weniger Bestätigung und positive Verstärkung durch andere Menschen. Dies führt wiederum zu einer weiteren Zunahme der schlechten Stimmung, zu Ermüdung und noch mehr Rückzug und dadurch zu noch weniger angenehmen Aktivitäten und schönen Erfahrungen. Dies begünstigt die Entwicklung einer Depression und trägt im Verlauf auch dazu bei, dass die Symptomatik bestehen bleibt. Es wird ein Zusammenhang zwischen dem Ausmaß an Aktivität und der Stimmung eines Kindes vermutet. Im Rahmen einer therapeutischen Behandlung sollten nach diesem Modell Kontakte zu anderen, Spaß und sinnvolle Aktivitäten gefördert werden, damit das Kind wieder mehr Bestätigung und Verstärkung erhält und freudvolle Erfahrungen macht. Hierbei ist zu beachten, ob ein Kind überhaupt in der Lage ist und die entsprechenden persönlichen Möglichkeiten und Fähigkeiten hat, zu anderen angemessen Kontakt aufzunehmen, Beziehungen herzustellen und Freunde zu finden. Oft ist es zunächst wichtig, soziale Kompetenzen des Kindes in der Therapie zu fördern und seine Selbstsicherheit zu stärken.

Kritische Lebensereignisse, widrige Lebensumstände und anhaltender Stress können so schwerwiegend sein, dass sie alleine zu starken Stimmungsproblemen bei Kindern führen können. Oft spielt es auch eine Rolle, wie Kinder mit Stress umgehen und negative Ereignisse verarbeiten und bewältigen. Belastende Erlebnisse können vor allem dann zu depressiven Symptomen führen, wenn Kinder sich selbst für Probleme leicht die Schuld geben oder wenig optimistisch sind, wenn sie wenig Freunde, familiäre Unterstützung und sozialen Beistand haben oder im Hinblick auf die körperliche Regulation von Stress besonders anfällig sind.

Wie Kinder sich und die Welt sehen

Frühe Verlust- oder Trennungserfahrungen, sexueller Missbrauch, Misshandlung oder Ablehnung durch die Eltern, aber auch ungünstige Aspekte der alltäglichen elterlichen Erziehung können dazu führen, dass Kinder und Jugendliche negative Einstellungen zu sich, ihrer Umgebung und zum Leben im Allgemeinen entwickeln. Solche Denk- und Bewertungsmuster (Kognitionen) können das Risiko erhöhen, im späteren Leben eine Depression zu entwickeln.

Wie das Denken die Stimmung beeinflusst

Das kognitive Modell der Depression (nach Aaron Beck) besagt, dass Menschen mit Stimmungsproblemen oft ein negatives Selbstbild haben, dazu neigen Erfahrungen einseitig negativ zu interpretieren und auch die Zukunft in düsterem Licht zu sehen. Sie sehen sich selbst als unzulänglich und fehlerhaft. Sie unterschätzen sich und sind extrem selbstkritisch. Sie erleben die Welt so, als würden bei der Verwirklichung von Zielen unüberwindbare Hindernisse in den Weg gelegt. Weiterhin nehmen sie an, dass die derzeitigen Schwierigkeiten und Leiden ewig so weitergehen und es keine Hoffnung auf positive Veränderungen gibt. Beck geht in seinem Modell ferner davon aus, dass depressiven Personen systematische „Denkfehler" unterlaufen. Zu diesen oft einseitig negativen Gedanken und Bewertungen gehören:

- *Willkürliches Schlussfolgern* („Mein Vater mag mich nicht mehr, sonst würde er nicht immer arbeiten")
- *Selektives Verallgemeinern* („Mein Lehrer hat mich nicht gegrüßt, also kann er mich nicht leiden")
- *Übertrieben starkes Verallgemeinern* („Ich habe noch nie etwas gut gemacht")

- *Starkes Überbewerten und Untertreiben* („Ich habe mich heute mit meinem Freund gestritten, das ist das Ende unserer Beziehung", „Dass ich gewonnen habe, war reiner Zufall und ist nichts besonderes")
- *Dinge sehr stark auf sich beziehen* („Meine Mutter hat ein Magengeschwür, weil ich sie geärgert habe") und
- *Schwarz-Weiß-Denken* („Ich habe eine vier geschrieben, also bin ich eine totale Versagerin in allen Belangen", „Alle anderen sind richtig gut in der Schule")

Pubertät und Jugendalter

Mit der Pubertät und im Jugendalter nimmt das Risiko für Depressionen zu. Diese Lebensphase geht mit vielen einschneidenden Veränderungen und neuen Anforderungen an die Heranwachsenden einher, die zu besonderen Belastungen führen und depressive Symptome begünstigen können (siehe auch „Wie können sich Kinder und Jugendliche selber helfen?"). Die Jugendlichen müssen die körperlichen Veränderungen der Pubertät akzeptieren und sich mit diesen „anfreunden". Auch der veränderte Hormonhaushalt an sich kann die Stimmung beeinflussen. In der Schule müssen mehr Anforderungen bewältigt werden. Freundschaften und Beziehungen werden enger und intimer. Veränderungen im Denken ermöglichen es den Jugendlichen, mehr über sich nachzudenken, die eigene Person mit ihren Stärken und Schwächen zu reflektieren und sich mit anderen zu vergleichen. Diese Anforderungen führen bei fast allen Jugendlichen zu vorübergehenden Unsicherheiten und Stimmungsschwankungen. Bei einigen Jugendlichen können sie aber auch zu nachhaltigen psychischen Problemen beitragen. Sie können dazu führen, dass sich Jugendliche dauerhaft unwohl in ihrer Haut fühlen und sie wenig Selbstvertrauen und ein negatives Selbstwertgefühl entwickeln. Die Gefahr einer Depression ist dann groß.

Weitere mögliche Risikofaktoren

Manchmal spielen auch körperliche Erkrankungen oder die Einnahme oder das Absetzen von Medikamenten eine Rolle bei der Auslösung depressiver Störungen. Dies ist in jedem Fall ärztlich abzuklären. Weiterhin können zum Beispiel Cannabiskonsum (Haschisch) und erhöhter Alkoholkonsum mit einem erhöhten Depressionsrisiko einhergehen. Ebenso kann es Stimmungsprobleme begünstigen, wenn Kinder und Jugendliche wenig und unregelmäßig schlafen, sich sehr unausgewogen ernähren oder einen hohen Medienkonsum haben.

Bei der Entstehung von Depressionen spielen also verschiedenste Einflussfaktoren auf biologischer und vor allem psychologischer und sozialer Ebene eine Rolle. Die Kenntnis der ursächlichen, auslösenden und aufrechterhaltenden Bedingungen der Depression hilft dabei, die richtige Hilfe und Behandlungsmethode zu finden. Wenn besondere Belastungen im Leben des Kindes vorliegen, ist es wichtig, zunächst diese zu reduzieren. Wenn das gelingt, sind in manchen Fällen dann keine weitergehenden Behandlungsmaßnahmen und Hilfen nötig. Dies sollte aber in jedem Fall mit Experten für psychische Probleme des Kindes- und Jugendalters abgeklärt werden.

7 Welche Behandlungs- und Unterstützungsmöglichkeiten gibt es?

Depressionen im Kindes- und Jugendalter sind mit der richtigen Hilfe und Unterstützung in den meisten Fällen recht gut zu bewältigen. Liegen behandlungsbedürftige Stimmungsprobleme vor, ist es wichtig, dass die Hilfe möglichst früh beginnt. Als Eltern und Bezugspersonen sollten Sie daher nicht damit warten, eine professionelle, fachliche Abklärung und Diagnostik zu veranlassen, wenn Ihr Kind merkliche Auffälligkeiten zeigt oder bei alltäglichen Anforderungen nicht mehr richtig zurechtkommt (vgl. Kapitel 3).

Mögliche Anlaufstellen für eine Abklärung können neben dem Kinderarzt, vor allem Kinder- und Jugendlichenpsychotherapeuten oder Fachärzte für Kinder- und Jugendpsychiatrie sein. Diese sind in eigenen Praxen niedergelassen oder sind in Fachkliniken oder Ambulanzen, bei Beratungsstellen oder bei kinder- und jugendpsychiatrischen Diensten tätig. Nach einer angemessenen Abklärung und Diagnostik (vgl. Kapitel 4) können die Fachleute einschätzen, ob und welche Form weitergehender professioneller Hilfe nötig und sinnvoll ist. Dies sollte in Ruhe mit Ihnen als Eltern und Ihrem Kind besprochen werden. Neben der fachlichen Hilfe ist es natürlich auch weiterhin von großer Bedeutung, dass vor allem die Eltern, aber auch weitere Bezugspersonen den Kindern und Jugendlichen dabei helfen, ihre Probleme zu überwinden (vgl. Kapitel 9 und 11).

Sinnvolle professionelle Behandlungs- und Hilfsmöglichkeiten für depressive Kinder und Jugendliche können sein:
- eine ambulante Psychotherapie,
- ggf. eine stationäre Behandlung,
- ggf. eine medikamentöse Therapie,
- Erziehungsberatung,
- Jugendhilfemaßnahmen sowie
- Hilfen in der Schule.

Diese Unterstützungsmöglichkeiten werden im Folgenden etwas genauer beschrieben. Jede Form von Hilfe und Behandlung funktioniert am besten, wenn alle Beteiligten, das heißt die Fachleute, die Kinder und Jugendlichen, die Eltern und in der Regel auch die Schule eng und wohlwollend zusammenarbeiten.

Es ist verständlich und auch gut, dass betroffene Familien nach Beginn einer Behandlung auf baldige Erfolge und Verbesserungen hoffen. Hoffnung, die gerade Sie als Eltern Ihrem Kind gegenüber vermitteln, ist wichtig. Aber keiner sollte Wunder beziehungsweise zu schnelle und große Erfolge erwarten. Häufig sind zunächst nur kleine Fortschritte zu erkennen. Meist brauchen das Kind und die Familie etwas Geduld und Durchhaltevermögen.

Wenn Kinder und Jugendliche depressiv sind, ist in der Regel eine *psychotherapeutische Behandlung* sinnvoll und angebracht. Aufgrund von vielen praktischen Erfahrungen sowie Ergebnissen aus Wissenschaft und Forschung, ist heute gut belegt, dass Psychotherapie, vor allem die Kognitive Verhaltenstherapie, depressiven Kindern und Jugendlichen und ihren Familien weiterhilft. In den meisten Fällen ist hierfür eine ambulante Psychotherapie ausreichend, in einigen Fällen ist auch eine stationäre Behandlung sinnvoll oder gar erforderlich.

Was passiert in einer Verhaltenstherapie?

Wenn Sie einen Therapieplatz gefunden haben, haben Sie und Ihr Kind am Anfang Zeit die Therapeutin oder den Therapeuten kennenzulernen, Vertrauen zu entwickeln und Fragen zu stellen. Der Therapeut wird sich am Anfang vor allem mit Hilfe von Gesprächen, aber auch Fragebögen und ggf. Tests ein genaues Bild von den Stärken und Problemen des Kindes und dem familiären Hintergrund machen. Außerdem wird für jeden Einzelfall ein spezielles Modell dafür entwickelt, wodurch die Depression entstanden ist und wodurch sie aufrecht erhalten wird. Dann können die weiteren therapeutischen Schritte besprochen und angegangen werden.

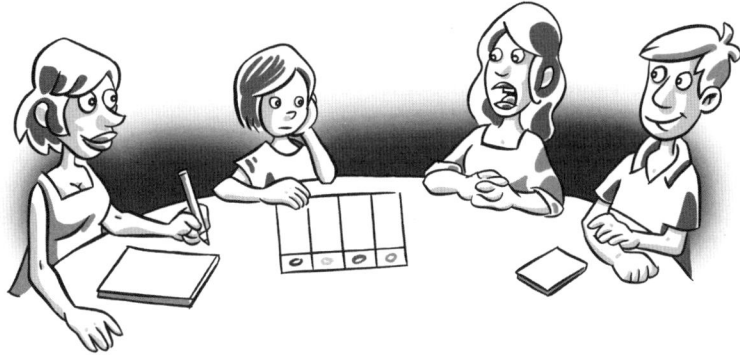

Bei der Krankenkasse wird ein bestimmtes Kontingent von Therapiestunden beantragt. Dies sind zunächst meistens 25 oder 45 Stunden plus zusätzlicher Stunden mit Familiengehörigen und anderen Bezugspersonen. Dann kann die eigentliche Therapie beginnen. Termine finden in der Regel ein- bis zweimal wöchentlich bis 14-tägig statt. Neben Therapiestunden mit dem Kind ist auch Ihre Sicht als Eltern und Ihre aktive Mitarbeit besonders wichtig. In Gesprächen mit Familienangehörigen werden besondere familiäre Belastungen, aber auch familiäre Stärken, das familiäre Miteinander oder die Erziehung besprochen.

In der Therapie mit Ihrem Kind kommen je nach seinem Alter neben Gesprächen auch spielerische Elemente, praktische Übungen und kreative Methoden zum Einsatz. Außerdem wird den Kindern altersgerechtes Hintergrundwissen vermittelt. Auch Aufgaben und Übungen für den Alltag zwischen den einzelnen Therapiestunden sind wichtiger Teil der Behandlung.

In der Verhaltenstherapie werden die Dinge und Probleme behandelt, die der Depression bei Ihrem Kind zugrunde liegen und die Symptome aufrechterhalten (vgl. Kapitel 6). Zusammen werden Möglichkeiten entwickelt, Traurigkeit, Rückzug und Antriebsmangel zu überwinden und besondere Stärken des Kindes wieder zu entdecken und zu aktivieren. Die Therapie hilft Ihrem Kind dabei,

- im Rahmen der vertrauensvollen therapeutischen Beziehung Sorgen, Ängste und Traurigkeit zu äußern und mitzuteilen und dafür Verständnis zu finden,
- besondere Belastungen und Erfahrungen zu verarbeiten und einzuordnen,
- sich sinnvolle und machbare Ziele zu setzen und diese schrittweise zu verfolgen,
- im Alltag wieder aktiver zu sein, alte Hobbys und Interessen wieder aufzunehmen oder neue zu entdecken, Dinge zu genießen und in der Freizeit Spaß zu haben,
- Strategien zu entwickeln, Probleme schrittweise zu lösen und mit Stress umzugehen,
- soziale Kompetenzen zu üben, Kontakte mit Gleichaltrigen zu pflegen und Freundschaften zu schließen,
- eine positive und realistische Wahrnehmung der eigenen Person zu entwickeln und einen angemessen optimistischen Blick in die Zukunft zu finden.

Auch Sie als Eltern sind wesentlicher Ansprechpartner in der Therapie – natürlich auch wenn Sie gut mit ihrem Kind auskommen. Sie geben dem behandelnden Therapeuten wichtige Anhaltspunkte dafür, die richtige Hilfe für Ihr Kind zu finden. Je offener Sie sind, desto besser kann die Hilfe abgestimmt werden. Seien Sie mutig und sprechen auch eigene Unsicherheiten sowie psychische Belastungen und Probleme in der Familie an. Es geht nicht darum, für irgendetwas den Schuldigen auszumachen, sondern gemeinsam die bestmögliche Hilfe und Unterstützung für Ihr Kind und Ihre Familie zu finden.

Sie als Eltern können durch die Therapie ein besseres Verständnis dafür bekommen, wie das familiäre Miteinander die Stimmung des Kindes beeinflusst und vor allem auch zur Lösung der Probleme beitragen kann. Sie entwickeln gemeinsam mit dem Therapeuten hilfreiche Strategien für den alltäglichen Umgang mit Ihrem Kind und seine Erziehung. Ihre aktive Mitarbeit trägt wesentlich zum Erfolg der Behandlung bei!

Wann ist eine stationäre Behandlung nötig?

Manchmal ist es sinnvoll oder nötig, dass Kinder und Jugendliche mit depressiven Störungen in einer Klinik für Kinder- und Jugendpsychiatrie und Psychotherapie stationär behandelt werden. Das kann der Fall sein, wenn
- die depressiven Symptome sehr stark ausgeprägt sind,
- das Kind große Probleme hat, deswegen seinen Alltag zu bewältigen (es z. B. nicht mehr zur Schule oder kaum noch aus dem Haus geht),
- neben der Depression noch andere ernsthafte psychische Probleme vorhanden sind, wie starke Ängste, Essstörungen, besonders reizbares oder aggressives Verhalten, der Missbrauch von Alkohol oder Drogen,
- das familiäre Umfeld durch besondere Umstände schwer belastet ist oder das Kind durch akute Vernachlässigung, Missbrauch oder Misshandlung bedroht ist (in diesen Fällen sind in der Regel parallel oder alternativ auch Maßnahmen der Jugendhilfe nötig) oder
- das Kind dadurch gefährdet ist, dass es lebensmüde ist und Selbstmordgedanken hat und entsprechende Impulse und Absichten gegenwärtig nicht kontrollieren kann. In diesen Fällen ist eine stationäre Behandlung zumeist dringend notwendig. Wenn Sie eine Selbstmordgefährdung Ihres Kindes nicht ausschließen können, sollten Sie Ihr Kind auf jeden Fall kurzfristig bei einem Fachmann oder in einer Klinik vorstellen und das Problem abklären lassen!

In einer Klinik für Kinder- und Jugendpsychiatrie und Psychotherapie arbeiten verschiedene Berufsgruppen zusammen (Ärzte, Psychologen, Sozialarbeiter und Pädagogen, Erzieher, Kinderkrankenpfleger usw.). Alle unterstützen Ihr Kind und Ihre Familie intensiv und systematisch dabei, die psychischen Probleme und akuten Belastungen in den Griff zu bekommen. Ein geregelter Tagesablauf mit einer engen pädagogischen, therapeutischen und medizinischen Begleitung, samt Schulunterricht und Freizeitangeboten ist dabei hilfreich. Die Dauer einer stationären Behandlung kann von wenigen Wochen bis zu mehreren Monaten reichen.

Können Medikamente helfen?

Eine medikamentöse Behandlung (*Psychopharmakotherapie*) ist bei der Behandlung von depressiven Kindern und Jugendlichen in den meisten Fällen nicht unbedingt gleich nötig. Sie sollte in der Regel nur erwogen werden, wenn die Symptome schwer sind oder schon sehr lange andauern oder andere Hilfe nicht fruchtet. Die Wirksamkeit von sogenannten *Antidepressiva* ist bei Kindern und Jugendlichen noch nicht so gut belegt wie bei Erwachsenen, kann aber im Einzelfall sinnvoll sein. Ob Medikamente für die Behandlung Ihres Kindes angezeigt und sinnvoll sind, sollten Sie mit einem Facharzt für Kinder- und Jugendpsychiatrie, der mit dem Fall Ihres Kindes gut vertraut ist, in Ruhe besprechen und überlegen. Dieser wird Sie und Ihr Kind über mögliche Erfolge aber auch mögliche unerwünschte Wirkungen der Medikamente aufklären. Eine Behandlung mit Psychopharmaka sollte immer eng vom Facharzt begleitet werden. Ebenso sollte die medikamentöse Behandlung auch immer nur zeitgleich und in Kombination mit anderen psychotherapeutischen Hilfen stattfinden.

Welche anderen Hilfen gibt es?

Neben der psychotherapeutischen Behandlung von Kindern und Jugendlichen mit Depressionen können Sie als Familie je nach Einzelfall auch *Maßnahmen der Kinder- und Jugendhilfe* nutzen. Diese Hilfen werden in der Regel vom Jugendamt koordiniert und dort auch selber oder von anderen Trägern angeboten. Haben Sie als Eltern Fragen oder Probleme in der Erziehung, können Sie eine Erziehungsberatungsstelle aufsuchen. Wenn es im Rahmen einer elterlichen Trennung viel Streit oder Unstimmigkeiten im Hinblick auf die Erziehung, den Umgang, den Aufenthalt oder das Sorgerecht Ihres Kindes gibt, ist es oft sinnvoll Mitarbeiter des Jugendamtes einzubeziehen.

Darüber hinaus können Sie als Eltern weiterführende pädagogische Hilfe oder Unterstützung beim Jugendamt beantragen, wenn Sie in der alltäglichen Erziehung Ihres Kindes an Ihre Grenzen geraten oder sich überfordert fühlen. Dies kann zum Beispiel sinnvoll sein, wenn Eltern selber körperlich oder psychisch belastet sind, Kinder im Umgang sehr schwierig sind oder sonstige besondere Belastungen im familiären Umfeld bestehen. Ebenso ist es wichtig zu überlegen zusätzliche Hilfe in Anspruch zu nehmen, wenn Ihr Kind an bestimmten Entwicklungsanforderungen zu scheitern droht, es zum Beispiel nicht regelmäßig die Schule besucht oder einfach keine Freunde findet.

Weiterführende Maßnahmen der Jugendhilfe reichen von stundenweiser pädagogischer Unterstützung zu Hause, sozialen Gruppen für die Kinder, Alltagsbegleitung für Jugendliche bis hin zur vorübergehenden Aufnahme von Kindern und Jugendlichen in betreute Wohngruppen oder Pflegefamilien. Auch hier sollten Sie sich als Eltern nicht scheuen, bei Bedarf Hilfen für sich und Ihre Familie frühzeitig zu nutzen beziehungsweise zu beantragen. Ob derartige Hilfen für Ihre Familie in Frage kommen und sinnvoll sind, können Sie unverbindlich in einer Beratung bei Ihrem zuständigen Jugendamt besprechen. Auch bei Kinderärzten, Kinder- und Jugendpsychotherapeuten und -psychiatern sowie in Kliniken können Sie Informationen über diese Formen weiterführender Hilfen erhalten.

8 Welche besonderen Herausforderungen stellen sich Eltern und anderen Bezugspersonen?

Zunächst einmal geht es wohl den meisten Eltern so, dass sie nicht mit einer ernsthaften körperlichen Erkrankung oder psychischen Störung Ihres Kindes rechnen. Wenn Sie diesen Ratgeber zur Hand nehmen, werden Sie in die Lage gekommen sein, dass Sie nach Rat und Hilfe suchen. Sie haben sich möglicherweise das Kapitel zu konkreten Behandlungsmöglichkeiten durchgelesen und sind schon etwas erleichtert, weil es viele Möglichkeiten zur Veränderung der Befindlichkeit Ihres Kindes gibt.

Nun wollen wir uns der Frage widmen, mit welchen besonderen Herausforderungen Eltern oder andere Bezugspersonen konfrontiert sind, wenn ihr Kind an einer Depression leidet.

Psychische Störungen von Kindern können unabhängig von äußeren Bedingungen vorkommen, treten aber häufig in Familien auf, in denen auch noch andere Belastungen vorliegen. Das bedeutet, dass die Eltern neben der Versorgung eines depressiven Kindes zum Beispiel auch noch mit Arbeitslosigkeit, Trennung vom Partner, finanziellen Sorgen und persönlichen Einschränkungen der Gesundheit belastet sein können. Häufig liegt auch eine depressive Störung bei einem anderen Familienmitglied wie einem Eltern- oder Großelternteil vor. Derartige äußere Bedingungen können teilweise der Auslöser für die Störung, zumindest aber eine Bedingung dafür sein, dass wenig Ressourcen oder Aufmerksamkeit dafür da sind, um dem depressiven Kind zu helfen.

Wie Sie bereits wissen, wird die depressive Symptomatik anfangs häufig übersehen, die Probleme des Kindes fallen über einen gewissen Zeitraum nicht auf. Viele Eltern und andere Bezugspersonen leiden dann unter einem Schuldgefühl und versuchen dies durch eigene innere Anstrengung oder äußere Aktivitäten zu regulieren. Im Alltag könnte dies darin bestehen, dass sie Ihrem kranken Kind das Leben besonders schön machen wollen und ihm Dinge erlauben, die sie innerlich nicht für richtig halten wie zum Beispiel „Du darfst länger fernsehen" oder „bekommst ein kleines Geschenk oder Extra-Süßigkeiten". Sie fühlen sich herausgefordert, gegen die traurige Stimmung Ihres Kindes „anzuarbeiten" und die Welt als besonders schön und freudevoll darzustellen.

Es ist im Allgemeinen schon schwer, traurige Menschen auf der Straße oder im weiteren Umkreis zu sehen, weil sie bei uns Gefühle der Hilflosigkeit und des Mitleids auslösen. Wir neigen dazu, ihnen eher aus dem Weg zu gehen, in der Hoffnung, dass sich ihre Lage bessern wird. Umso schwerer ist es, traurige und depressive Menschen in der Familie zu erleben. Man liebt diesen Menschen und erst recht sein Kind, man möchte nicht, dass es leidet. Also ruft es zunächst alle Wünsche nach Fürsorge und Unterstützung in uns wach. Wir möchten dem Kind das Leiden nehmen und beginnen damit, das Kind auszufragen, wie es sich fühlt oder was es sich wünscht. Zur Depression gehört, dass das Kind seine Gefühle oft nicht richtig beschreiben kann, es fühlt sich lustlos und vielleicht sogar „leer". Wir bekommen keine richtige Antwort: weder über die Ursache, noch darüber, was wir tun können. Eltern und Bezugspersonen werden dann mit ihrer eigenen Hilflosigkeit und subjektiven Unfähigkeit konfrontiert. Dies kann je nach Persönlichkeit dann zu besonders starken Schuldgefühlen, Traurigkeit und Angst führen, dem Kind nicht helfen zu können. Es treten aber auch Gefühle der Wut und des Ärgers auf das depressive Kind auf, wofür sich die Eltern und Bezugspersonen möglicherweise schämen. Betont werden soll hier, dass diese Gefühle des Ärgers, auch der Ablehnung und des Überfordertseins völlig normal und auch gesund sind. Fast alle Menschen neigen dazu, bei großer Hilflosigkeit, auch Ärger zu empfinden.

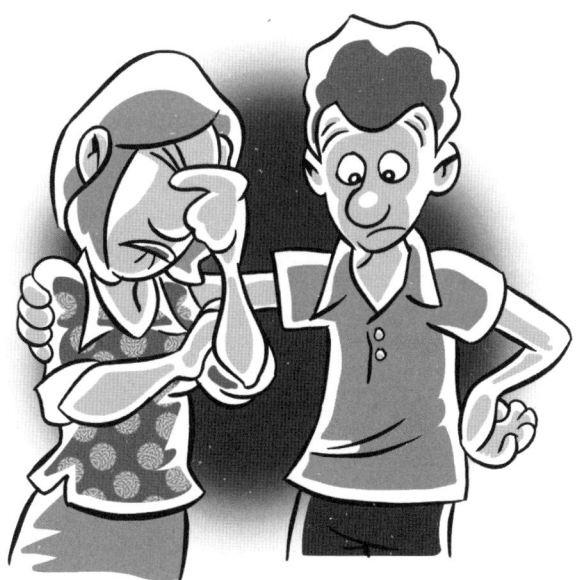

Im Umgang mit depressiven Menschen stellt sich hier eine besondere Herausforderung, weil wir glauben, einem traurigen, zurückgezogenen Menschen gegenüber keine negativen Emotionen empfinden zu dürfen. Leichter würde uns das bei einem ungehorsamen, wütenden und aggressiven Kind fallen. Auch andere Erwachsene oder die Verwandtschaft könnten die ablehnenden Gefühle bei einem Kind, das seine Eltern ständig beschimpft oder tritt oder schlägt, viel besser verstehen. Die Eltern behalten daher ihre Gefühle der Wut und des Ärgers auf das Kind oder den Jugendlichen – wie ein Tabu – oft für sich. Man möchte als Elternteil nicht als gefühllos dastehen und von anderen falsch verstanden werden.

Eine weitere Herausforderung sind die Schamgefühle, Scham darüber, dass überhaupt eine psychische Störung aufgetreten ist. Wenn Menschen sich schämen, entsteht die Tendenz, die Probleme in der Schule, der Verwandtschaft und dem Bekanntenkreis abzutun oder zu verheimlichen.

Wir möchten betonen, dass Gefühle einen Sinn haben. Sie machen uns auf etwas aufmerksam. Die Depression eines Heranwachsenden kann in diesem Sinn, die Bedeutung haben, dass etwas im Leben geändert werden muss. Und auch die Scham- und Schuldgefühle von Eltern und Bezugspersonen deuten daraufhin, dass in der Familie etwas geändert werden „will".

Ein Beispiel: Nehmen wir an, manche Eltern haben ein schlechtes Gewissen (oder Schuldgefühl), weil sie die Störung ihres Kindes so spät bemerkt haben. Wenn diese sich ihr Schuldgefühl eingestehen, das heißt ernst nehmen, werden sie etwas an ihrer Lebensführung ändern, so dass sie zum Beispiel mehr Zeit für ihr Kind haben.

Wir möchten Ihnen daher Mut machen, diese besonderen Gefühle der Schuld, Scham und des Ärgers, die beim Umgang mit depressiven Menschen auftauchen können, wichtig zu nehmen. Sie können der Anlass sein, sich Hilfe zu holen, mit Ihren Freunden, Bekannten und Verwandten zu sprechen. Sie können auch Aufforderung sein, sich zu informieren und mit anderen Betroffenen zusammen zu setzen.

Merksätze für Eltern und Bezugspersonen:

- Die depressive Störung eines Kindes in der Familie kann zu starken Scham- und Schuldgefühlen führen.
- Nehmen Sie diese Gefühle ernst und sprechen Sie darüber mit Vertrauten oder dem Behandler des Kindes.
- Depressive Menschen lösen ein starkes Bedürfnis zu helfen aus. Dieses Helfen und Unterstützen kann schnell zu viel werden, weil die Eigenaktivität des Kindes dadurch behindert wird.
- Oft überfordern sich die Eltern oder Familienmitglieder in der Hilfe. Das kann zu Ärger führen. Nehmen Sie diesen Ärger ernst und reduzieren Sie dieses überbehütende Verhalten.

9   Was können Eltern tun?

Liebe Eltern, wenn Sie an dieser Stelle des Buches lesen, gehen wir davon aus, dass Ihr Kind unter einer depressiven Störung leidet oder gefährdet ist, diese psychische Störung zu entwickeln. Neben der professionellen Hilfe durch einen Psychotherapeuten, der mit Ihnen eine individuelle Analyse der Handlungsmöglichkeiten für Ihre Familie bespricht (vgl. Kap. 7), sollen hier einige allgemeine Aspekte für den Erziehungsalltag aufgeführt werden.

1 **Bleiben Sie Mutter oder Vater, Sie sind nicht der Therapeut.**
Wir möchten Sie ermuntern, in der Rolle als Mutter oder Vater zu bleiben. Sie kennen Ihr Kind nicht nur am längsten, sondern auch am besten. Auch wenn Ihnen das im Moment vielleicht nicht so vorkommt. Sie haben sicherlich ein Bild von einer guten Mutter oder einem guten Vater. Sie können sich fragen, wie würde ich als dieser gute Elternteil jetzt auf mein trauriges oder hilfloses Kind reagieren? Was kommt mir in den Sinn? Vertrauen Sie Ihrer Intuition! Wie würde ich reagieren, wenn ich auf meine Intuition höre? Was weiß ich aus meinen bisherigen Erfahrungen mit meinem Kind?

2 **Beobachten Sie ihr Kind.** Nehmen Sie sich einmal die Zeit, in Ruhe Ihr Kind zu beobachten. Wie ist der Gesichtsausdruck? Wie bewegt es sich, was und wie tut es etwas? Um ein Kind beobachten zu können, müssen Sie in seiner Nähe sein. Das könnte bedeuten, dass Sie Alltagsarbeiten einmal liegen lassen müssten oder sich Arbeiten in der Nähe des Kindes aussuchen könnten. Vielleicht macht Ihr Kind in der Küche die Hausaufgaben, während Sie etwas dort erledigen. Dann könnten Sie sehen, wann es z. B. beginnt, verzweifelt oder hilflos über den Aufgaben zu sitzen. Sie könnten dann aktiv fragen, ob und welche Hilfe es braucht, denn Sie wissen ja, dass die Depression es verhindern kann, selbst aktiv zu werden. Oder Sie beobachten, wie Ihr Jugendlicher immer wieder „um seinen Schreibtisch herumschleicht" und es einfach nicht schafft, ohne Hilfe zu beginnen. Dann könnten Sie ihn freundlich, aber bestimmt dazu auffordern.

3 **Hören Sie genau zu.** Hören Sie Ihrem Kind genau zu, wenn es etwas sagt? Unabhängig davon, ob es sich um ein junges Schulkind oder einen pubertierenden Jugendlichen handelt, hat Ihr Sprössling bestimmte Ansichten über die Welt. Kennen Sie diese Meinungen? Wie wird die Welt wahrgenommen? Manchmal kommen uns Erwachsenen die Ideen völlig „unsinnig" und „oberflächlich" vor. Aber das wäre schon eine Abwertung der Meinung der Heranwachsenden. Können Sie sich noch an ihre Jugendzeit erinnern? Welche Gedanken hatten Sie über die Welt und wie ernst fühlten Sie sich damals genommen? Was hätten Sie sich von ihren Erziehungspersonen damals gewünscht?

Kinder und Jugendliche stellen viele Fragen an das Leben und suchen nach Antworten. Sie brauchen Begleiter bei der Suche nach den Antworten, sie brauchen keine fertigen Antworten und Lösungen.

Hören Sie Sätze wie „Ich werde das sowieso nie schaffen", „Das ist typisch für mich, ich bin ein richtiger Verlierer". Dann ist Ihr Kind traurig, reden Sie ihm diese Wahrnehmung nicht sofort aus, nehmen Sie es ernst und trösten Sie es. Sie könnten konkret nach der Situation fragen, in der es sich wie ein Verlierer fühlt und dem Kind sagen, dass man in manchen Dingen verliert, aber in den meisten nicht. Erzählen Sie ihm von sich, wann haben Sie sich so gefühlt und wie haben Sie das Problem gelöst. Suchen Sie dann konkret nach einer Lösung. Die Lösung besteht manchmal darin, einfach eine Niederlage zu akzeptieren, und einen neuen Weg zu gehen.

4 **Wie gehen Sie mit Fehlern um? Welche Gewohnheiten herrschen in Ihrer Familie?** Eltern sind Vorbilder, im positiven wie im negativen Sinn, Gewohnheitsmuster und Rituale werden nachgeahmt. Sie wissen, dass es besonders den depressiven Menschen schwerfällt, ihre Grenzen und Defizite vor sich selbst anzuerkennen. Sie neigen dazu, aus kleinen Fehlern und Misserfolgen große und subjektiv nicht mehr zu bewältigende Katastrophen im Kopf entstehen zu lassen. Zum Beispiel kann das für einen Jugendlichen mit Liebeskummer bedeuten, dass er oder sie daraus die Katastrophe entwickelt „nie mehr glücklich" werden zu können. Eltern können sich Gedanken darüber machen, inwieweit sie selbst zu diesen katastrophisierenden Gedanken neigen. Wenn Sie sich dabei ertappen, dass Sie selbst eine unangemessen große Angst nach einer Niederlage empfinden, äußern Sie dies bitte nicht vor Ihrem Kind. Holen Sie sich Hilfe bei anderen Erwachsenen oder professionellen Helfern.

Denken Sie darüber nach, dass es kein Leben und keine Weiterentwicklung gibt, wenn man keine Fehler macht. Machen Sie Ihrem Kind vor allem Mut und vertrauen Sie auf die Kreativität Ihres Kindes (und natürlich auch auf sich selbst). Machen Sie Ihrem Kind vor, wie man nach einer Niederlage mit Mut, Interesse und Neugier weitergeht. Es wird es Ihnen danken.

5 **Worüber wird in der Familie gesprochen und wie?** Wenn in einer Familie Krankheiten auftreten, wie Schnupfen, eine Beinverletzung oder ähnliches, stellt man sich auch in den Gesprächen kurzfristig um, indem man sich nach dem Gesundheitszustand erkundigt oder Methoden zur Heilung überlegt. Da es sich bei der Depression allerdings um eine länger anhaltende psychische Störung handelt, tritt in der Regel eine Art Müdigkeit oder Erschöpfung ein, die bis hin zur Wut bei den Familienmitgliedern gehen kann. Insbesondere diese negativen Gefühle können zu abwertenden oder allgemein ablehnenden Worten oder Meinungsäußerungen in der Familie führen, die die Störung eher verschlechtern. Zum Beispiel Sätze wie: „Ach, der schon wieder …" oder „Der macht unsere ganze Familie kaputt …" oder „Der tut doch nur so als ob …" sollten nicht zur regelmäßigen Kommunikation gehören. Eine Möglichkeit mit den negativen Gefühlen der Familienmitglieder umzugehen, kann es sein, eine bestimmte Zeit pro Woche festzulegen, in der Sie mit dem Betroffenen über die Störung sprechen und eine Zeit zu reservieren, in der Sie auch mit Gesunden zum Beispiel den Geschwistern über ihre Gefühle sprechen. Allgemein ist es wichtig, den Alltag, auch was die Gespräche betrifft, auf Themen zu konzentrieren, die eben Alltägliches betreffen und ein „normales Leben" weiterzuführen.

Ein weiterer wichtiger Aspekt ist dabei bedeutsam: Achten Sie doch bitte einmal darauf, wie Sie genau über diese alltäglichen Dinge, also das Leben sprechen. Vielleicht sagen Sie selbst als Eltern viele depressive, negative Sätze, ohne es zu bemerken. Nehmen wir an, Sie kommen gestresst von der Arbeit oder aus dem Supermarkt: Sagen Sie Sätze wie: „Das Leben ist wirklich zu anstrengend", „Manchmal halte ich es einfach nicht mehr aus", „Das ist alles nicht zu schaffen, das Leben ist hart" etc.? Schimpfen Sie über die Politiker, die Unlösbarkeit der Dinge und, dass das Leben immer härter wird? Und wenn ja, wie oft? Und wie ist Ihr Tonfall, wenn Sie sprechen? Beklagend und erschöpft? Wie sehen Sie aus, wenn Sie von der Arbeit kommen oder wie schauen Sie Ihr Kind an?

Die Stimmung in der Familie kann schon durch einen positiven Gesichtsausdruck, der Freude, Zufriedenheit oder Gelassenheit ausdrückt, verändert werden. Achten Sie mehr auf die Dinge, die trotz der Probleme in der Familie gut laufen und sprechen Sie das aus. Versuchen Sie in den alltäglichen Abläufen durch positive Worte, Sätze und Gesten den Alltag zu entspannen.

Bitte denken Sie daran, Ihr Kind hört zu und nimmt die Dinge, die Sie über die Welt und ihre zukünftige Entwicklung sagen, bewusst, aber auch „so nebenbei" mit auf.

6

Kennen Sie die Stärken Ihres Kindes? Stärken Sie es! Depressive Kinder und Jugendliche vergessen zeitweise völlig, was sie an sich und der Welt mögen. Eltern haben meistens auch die Erfahrung gemacht, dass es dem Kind wenig zu nützen scheint – beziehungsweise es reagiert oft äußerlich nicht darauf – wenn man ihm seine guten Fähigkeiten vor Augen hält („Sei nicht traurig, du kannst doch aber gut schwimmen …").

Im Rahmen einer Psychotherapie lernen Sie als Eltern verschiedene Techniken kennen, wie man ein Kind konkret in einer Situation unterstützt. Hier soll dazu angeregt werden, darüber nachzudenken, was Sie an Ihrem Kind mögen, aber auch welche Stärken Sie bei Ihrem Kind kennen. Es könnte sein, dass Ihr Kind – vor der Störung – eher ein lautes oder oft wütendes Kind war und seine Beschwerden sehr offen in der Familie zum Ausdruck gebracht hat. Möglicherweise mögen Sie diese Eigenschaft nicht so sehr, aber die Fähigkeit seine Gefühle auszudrücken und seinen Willen oder Wünschen Ausdruck zu verleihen, würde man als wichtige Fertigkeit im Berufsleben einordnen. Sie sollten diesen Impuls bei Ihrem Kind fördern. Man kann das bei Schulkindern spielerisch fördern, indem man ihnen die Auf-

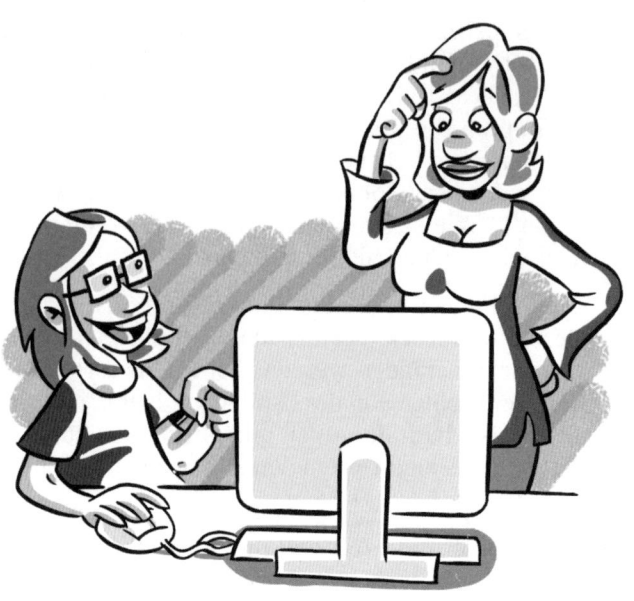

gabe des „Beschwerdesammlers in der Familie" gibt. Den Jugendlichen könnten Sie zum Beispiel bitten in der Familie darauf zu achten, wenn Unklarheiten und Konflikte noch nicht gelöst sind.

Andere Stärken Ihres Kindes könnten zum Beispiel sein, dass es besonders geschickt mit den Händen ist oder einen guten Sinn für das Schöne hat. Geben Sie ihm dann Aufgaben und Verantwortlichkeitsbereiche wie den Tisch (besonders schön) zu decken oder die Farbe für die neue Tischdecke, Zimmerfarbe, Tassen etc. auszusuchen. Vielleicht ist Ihr Jugendlicher auch derjenige in der Familie, der sich gut mit dem Computer auskennt und eine Hilfe für die anderen sein kann.

Es gibt sicherlich einiges, was Ihnen als Eltern auffällt, wenn Sie an die Zeit vor der psychischen Problematik denken. Erinnern Sie Ihr Kind daran und sagen Sie ihm, dass Sie stolz auf es sind und worüber Sie sich freuen.

Die Förderung der schon in jedem Menschen angelegten Stärken, ist auch eine Förderung der Selbstständigkeit. Besprechen

Sie sich mit anderen Eltern, was für die Altersgruppe üblich ist. Es ist sinnvoll, eigene Aufgaben in der Familie zu haben, man fühlt sich als ein wichtiges Glied in der Kette, ohne das die Familie nicht funktioniert. Leider werden an Kinder oft nur unliebsame Aufgaben wie „Müll wegbringen" oder „Spülmaschine ausräumen" verteilt. Sind Sie als Erwachsener stolz auf sich, wenn Sie solche Tätigkeiten erledigt haben?

Fragen Sie Ihr Kind, wofür es sich verantwortlich fühlen möchte und denken Sie an seine Stärken. In der Regel wissen die Heranwachsenden, was ihnen Spaß machen würde. Ihr Kind könnte zum Beispiel für die Blumenpflege da sein, ein Experte in der Auswahl der Brotsorte für die Familie sein oder ihr Jugendlicher weiß, wo es immer das günstigste Autobenzin gibt. Trauen Sie Sich und Ihrem Kind etwas Neues zu!

10 Was tun, wenn ein Elternteil depressiv ist?

Aus wissenschaftlichen Untersuchungen ist bekannt, dass ca. 30 % der Kinder und Jugendlichen, die depressiv sind, auch einen Elternteil haben, der unter dieser Störung leidet. Nicht immer ist den betroffenen Elternteilen jedoch bewusst, dass sie dieses Problem haben.

Betrachten wir zunächst die Situation, dass Sie mit Ihrem Kind bei einem Psychotherapeuten Hilfe und Beratung suchen. Es wird dann eine ausführliche Befragung der Lebenssituation stattfinden (Exploration), in der viele Angaben gemacht werden müssen, damit der Therapeut sich die Lebenssituation Ihres Kindes genau vorstellen kann. In diesem Zusammenhang wird auch nach der Befindlichkeit der Eltern gefragt. Dazu gehören auch Informationen zur Tagesgestaltung der Eltern oder Familienmitglieder und möglichen Einschränkungen.

Wenn Sie selbst die Welt oder Ihren Lebensalltag oft als völlig erschöpfend, ermüdend und nicht zufriedenstellend erleben oder wenig Hoffnung mehr haben, dass sich etwas zum Besseren wendet, dann ist es sinnvoll, dies dem behandelnden Therapeuten Ihres Kindes mitzuteilen. Denn dieser Experte kann einschätzen, ob Sie selbst eine psychotherapeutische Behandlung benötigen oder Ihnen andere Psychotherapeuten empfehlen, die Ihnen helfen beziehungsweise Sie behandeln können.

Es soll hier betont werden, dass man sich manchmal auch schämt, wenn man als Erwachsener, und insbesondere in der Rolle als Elternteil, unter depressiven Gefühlen leidet. Und dies vor einem Experten zuzugeben, könnte noch mehr Gefühle der Unzulänglichkeit hervorrufen. Wir wissen aus wissenschaftlichen Untersuchungen, dass die meisten Eltern sich sehr viele Gedanken machen, wie man sein Kind richtig erziehen muss und dass wir in einer Zeit leben, in der besonders viele Ansprüche an das Erziehungsverhalten von Eltern gestellt werden. Es gibt unzählige Ratgeber, Fernsehsendungen und Gespräche über eine „gute Erziehung".

Das heißt wir wissen, dass auch Sie als Elternteil eine „gute Erziehungsperson" sind, weil Sie es so gut machen, wie Sie es können. Denn es gilt: Jeder Mensch kann in einer Situation gerade nur so gut handeln, wie er es in diesem Moment tut. Daher möchten wir Ihnen Mut machen, in einem

Gespräch mit einem Experten offen zu sein und Ihre Grenzen oder Unzulänglichkeitsgefühle oder Probleme im Alltag zu besprechen. Sie sind damit vor allem auch ein gutes Vorbild für Ihr Kind.

Ein Vorschlag:

1. Seien Sie ehrlich und offen mit sich selbst.
2. Machen Sie sich Mut, auch in der Familie offen über die eigene psychische Störung zu sprechen.
3. Holen Sie sich Hilfe bei professionellen Helfern.

Im Folgenden finden Sie einige Vorschläge zum Alltag, wenn Ihnen bereits bewusst und bekannt ist, dass Sie an einer depressiven Störung leiden. Dann kennen Sie das Gefühl, eine „schwarze Brille" aufzuhaben und die Dinge um sie herum sehr negativ wahrzunehmen und zu bewerten. Sie werden möglicherweise Ihr Kind als häufig sehr anstrengend empfinden oder denken, es ist ein „schwieriges Kind". Vielleicht mögen Sie sich selbst auch nicht, wie Sie als Eltern handeln.

Ein Vorschlag:

1. Erlauben Sie sich den Gedanken, dass Sie diese besondere seelische Belastung oder Störung (derzeit) haben.
2. Schreiben Sie auf, welche Einschränkungen sich daraus im Alltag für Sie und die Familie ergeben.
3. Überlegen Sie allein oder mit der Familie, was geändert werden muss, damit es allen besser geht.
4. Führen Sie diese Veränderungen und neuen Maßnahmen tatsächlich durch.
5. Überprüfen Sie in regelmäßigem Abstand, ob die Hilfsmaßnahmen noch passend sind.

Nun folgen konkretere Ideen für den Alltag, die wir aus langjähriger Erfahrung und wissenschaftlichen Untersuchungen als sinnvoll einschätzen würden.

1 **Organisation des Alltags.** Wenn Sie zum Beispiel Ihren Arm gebrochen hätten und ihn eine Weile nicht bewegen könnten, würden Sie sicherlich einiges in der Organisation der Familie verändern. Das sollten Sie auch für eine psychische Störung bedenken.

Bitte überlegen Sie, ob Sie noch alle Aufgaben im Haushalt oder der Familienorganisation bewältigen können. Fragen Sie sich und in Ihrer Umgebung, wer Ihnen helfen kann beziehungsweise diese Aufgabe übernehmen kann. Brauchen Sie zum Beispiel eine Hilfe beim Putzen, für das Abholen der Kinder aus der Schule, jemanden, der Ihr Auto zur Werkstatt fährt oder ein Fahrrad repariert? Brauchen Sie jemanden, der für Sie Lebensmittel einkauft oder Kinderkleidung besorgt?

Schreiben Sie einmal über mehrere Tage auf, was sie alles erledigen und „schaffen", betrachten Sie diese Liste und seien Sie stolz auf sich, erlauben Sie sich die Freude über sich. Denken Sie an den „gebrochenen Arm" und trauen Sie sich alles aufzuschreiben, was Sie – im Moment – nicht mehr „schaffen". Und genau dafür holen Sie sich Hilfe! Lassen Sie kein „Ja-Aber mir hilft ja doch keiner" zu. Das wäre nur die schwarze Brille.

Also: Gibt es Oma oder Opa, die helfen könnten? Oder vertrauenswürdige Menschen in Ihrer Nähe, die Zeit haben? Es gibt auch so etwas wie Großelterndienste und Hausaufgabenhelfer, die wenig kosten. Können Sie Ihre Arbeitszeiten verändern oder wäre es sinnvoll und möglich, weniger zu arbeiten? Welche Anschaffungen in der Familie sind wirklich notwendig, wo könnten sie sparen, damit der finanzielle Druck nicht so stark auf Ihnen lastet? Es gibt Second-Hand-Läden, vieles kann man auch mit anderen Familien austauschen, wie zum Beispiel teure Kinderbücher, CDs und DVDs.

2 **Umgang mit negativen Gefühlen und Gedanken.** Und nun noch einige Vorschläge zum Umgang mit Ihren negativen, depressiven Gefühlen, die Sie als Eltern betreffen könnten.

Da sind zunächst einmal die Schuldgefühle zu benennen. Abgesehen davon, dass wohl alle Eltern häufiger darüber nachdenken, ob sie alles richtig machen, werden Sie mit Ihrer Erkrankung oft „ein schlechtes Gewissen" haben, weil Sie spüren, dass Sie nicht so viel Kraft und Geduld für Ihr Kind haben, wie Sie gerne hätten.

Ein Vorschlag: Immer wenn Sie bemerken, dass Sie sich innerlich selbst beschimpfen und Gedanken haben wie „Ich bin eine schlechte Mutter/Vater" oder „Ich kümmere mich viel zu wenig um mein Kind", konzentrieren Sie sich nicht länger auf diese Gedanken. Lassen Sie die Gedanken einfach vorbeiziehen – wie die Wolken am Himmel. Konzentrieren Sie sich auf die Liebe zu Ihrem Kind oder die Liebe, die von Ihrem Kind ausgeht. Betrachten Sie, wie es sich bemüht, es Ihnen recht zu machen, es möchte, dass es Ihnen gut geht. In der Regel möchten Kinder, dass es den Eltern gut geht, ebenso wie diese sich wünschen, dass es dem Kind gut geht. Manchmal wissen die Eltern nicht, wie sehr sich die Kinder darum bemühen. So nehmen die Kinder es sich fest vor, sich nicht mit den Geschwistern zu streiten, aber sie schaffen es einfach noch nicht bei der Provokation des Geschwisters ruhig zu bleiben.

Sie könnten denken: „Wie schön, dass ich diesem Kind das Leben geschenkt habe". „Wie schön, dass ich eine Mutter, ein Vater sein darf". „Ich mache es einfach so gut, wie ich es im Moment kann".

3 **Positive Verhaltensweisen.** Und nun noch einige Dinge, die Sie im Alltag tun können:
- Verschaffen Sie sich Bewegung, die körperliche Aktivität hilft Ihnen auch Ihre Gedanken in eine andere – positivere Richtung – zu lenken. Machen Sie einen Spaziergang und konzentrieren Sie sich aktiv auf die schönen Dinge in Ihrer Umgebung oder gehen Sie joggen.
- Sprechen Sie innerlich positiv mit sich, machen Sie sich selbst Mut („Ich schaffe das, ich probiere es einfach").
- Lächeln Sie häufiger, auch wenn Ihnen nicht danach ist.
- Sagen Sie etwas Positives zu Ihren Familienmitgliedern und schauen Sie sie dabei an.
- Halten Sie Kontakt mit Ihren Freunden und Bekannten. Auch kurze Anrufe können schon aufheitern.
- Sprechen Sie nicht zu viel über Ihre psychische Störung, wählen Sie im Alltag positive Themen, für die Sie sich auch noch interessieren wie Mode, Autos, Fernsehsendungen etc.

Es gibt verschiedene Möglichkeiten, wie Sie sich früher oder später wieder besser fühlen und neuen Mut schöpfen können. Probieren Sie aus, was Ihnen gut tut. Seien Sie ehrlich zu sich selbst und warten nicht damit, sich falls nötig, Hilfe und Unterstützung zu holen.

11 Was können Lehrer tun?

Die Schule ist ein wichtiger Bereich im Leben von Kindern und Jugendlichen. Der Kontakt zu Gleichaltrigen und Lehrern sowie Lernerfolge und Leistungen tragen nicht nur zur geistigen Entwicklung bei. Auch das Bild der eigenen Person, das Selbstvertrauen und die Stimmung werden durch Erfahrungen in der Schule beeinflusst.

Auf der einen Seite können schulische Schwierigkeiten zu Stimmungsproblemen beitragen, auf der anderen Seite führen depressive Symptome oft zu mehr schulischen Problemen, so dass ein ungünstiger Kreislauf entstehen kann. Anzeichen einer Depression sind gerade für Lehrer oft nicht so leicht zu erkennen. Anders als zum Beispiel bei Kindern mit hyperaktivem, impulsivem oder aggressivem Verhalten, sind depressive Symptome nach außen in der Regel nicht so schnell ersichtlich. Anzeichen für ernstzunehmende Stimmungsprobleme können auch für Lehrer sein, wenn ein Kind
- besonders traurig und bedrückt wirkt und kaum noch Freude und Begeisterung zeigt,
- im Unterricht oder auch im Umgang mit Klassenkameraden sehr still, abwartend und zurückhaltend ist,
- oft müde, schlapp und antriebslos wirkt,
- häufig über Bauchweh oder Kopfschmerzen oder Ähnliches klagt und im Unterricht fehlt,
- kaum Freunde hat und sich oft zurück zieht und
- Mitarbeit und Leistungen stark nachgelassen haben.

Auch Sie als Lehrer können im Rahmen ihrer Möglichkeiten oft dazu beitragen, dass Kinder Stimmungsschwankungen und depressive Phasen überwinden:

1 **Sensibel für depressive Entwicklungen sein.** Seien Sie, soweit möglich, wachsam und sensibel für depressive Entwicklungen und andere psychische Probleme Ihrer Schüler. Wenn Sie stärkere Auffälligkeiten bei einem Kind bemerken, sollten Sie das Gespräch mit dem Schüler und seinen Eltern suchen. In Absprache mit den Eltern kann es sinnvoll sein, weitere Hilfen zu organisieren.

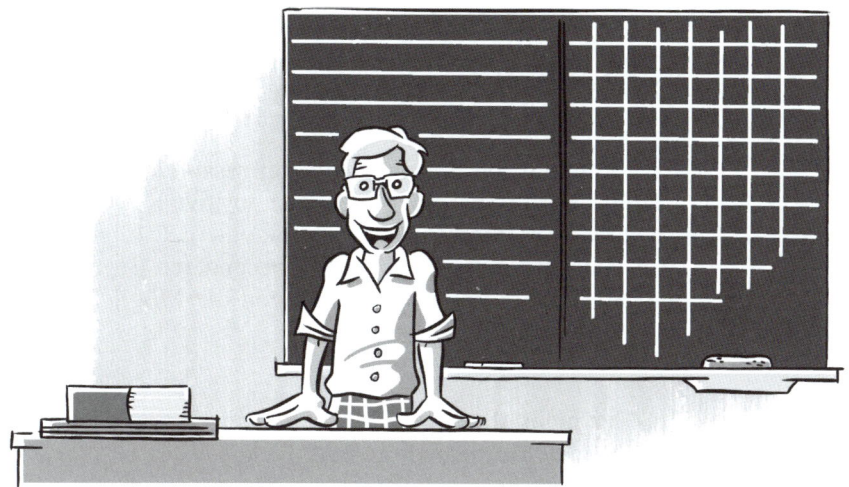

2 **Stärken Sie die Beziehung zu Ihren Schülern.** Zeigen Sie Mitgefühl und Verständnis auch für negative Gefühle, äußern Sie Bereitschaft auch über Sorgen und belastende Emotionen zu sprechen, akzeptieren Sie aber auch Grenzen, wenn sich Kinder zunächst nicht weiter öffnen wollen.

3 **Fördern Sie ein angenehmes und kooperatives Klassenklima.** Helfen Sie zurückgezogenen, bedrückten und ängstlichen Kindern, von den anderen akzeptiert und eingebunden zu werden. Greifen Sie, gegebenenfalls in Absprache mit Kollegen, konsequent ein, wenn einzelne Kinder systematisch ausgegrenzt, gehänselt und gemobbt werden.

4 **Überhöhte Ansprüche und negative Erwartungen relativieren.** Helfen Sie bedrückten Kindern überhöhte Ansprüche, Perfektionismus und negative Erwartungen zu relativieren. Machen Sie Ihnen Mut für anstehende Aufgaben, unterstützen Sie sie dabei, Misserfolge zu bewältigen und nicht überzubewerten.

5 **Traurige Kinder nicht über Gebühr schonen.** Achten Sie darauf, traurige und verzagte Kinder nicht über Gebühr zu schonen, versuchen Sie regelmäßige Strukturen und Anforderungen weit gehend aufrechtzuerhalten. Bieten Sie, wenn nötig, ggf. zeitweilig eine engere Begleitung und kleinschrittige Anleitung an.

6 **Ermöglichen Sie Kindern mit depressiven Tendenzen Erfolgserlebnisse.** Geben Sie ihnen positive Rückmeldung für ihre Anstrengungen und auch kleinere Erfolge. Sprechen Sie die Kinder auch in ihren besonderen Begabungen und Stärken an und geben Sie ihnen die Möglichkeiten, diese zu zeigen.

7 **Schüler nicht abwerten.** Stellen Sie einzelne Schüler nicht bloß, werten Sie sie nicht in ihrer Person ab.

8 **Psychische Gesundheit, Stress, Gefühle etc. als Thema im Unterricht aufgreifen.** Greifen Sie, soweit möglich, gezielt und systematisch spezielle Themen im Unterricht auf. Machen Sie Unterrichtseinheiten, in denen es zum Beispiel um die psychische Gesundheit von Menschen und Unterstützungsmöglichkeiten geht, um den Umgang mit Stress, die Bewältigung von negativen Gefühlen oder die Bedeutung von Freundschaft. Nutzen Sie im Kollegium interaktive Lernformen, vorliegende Lehrmaterialien und bestehende Präventionsprogramme.

9 **Überforderung mit den Eltern thematisieren.** Thematisieren Sie es mit den Eltern, wenn ein Kind in der jetzigen Klassenstufe oder Schule dauerhaft überfordert ist und überlegen Sie gemeinsam Alternativen oder Fördermöglichkeiten.

10 **Enger und wohlwollender Austausch mit den Eltern.** Sprechen Sie sich, gerade wenn Kinder Schwierigkeiten in der Schule haben und sich auffällig verhalten, eng mit den Eltern ab und respektieren auch ihre Sicht der Dinge. Ein wohlwollender Austausch hilft allen.

12 Wie finden Sie die richtige Hilfe?

Wenn Sie bei Ihrem Kind Anzeichen für eine Depression bemerken, sollten Sie in jedem Fall professionelle Hilfe in Anspruch nehmen. Weder Sie als Eltern noch das Kind oder der Jugendliche selbst können eine Depression diagnostizieren oder diese ausschließen.

Erster Ansprechpartner ist der Kinder- und Jugendarzt oder der Hausarzt

So schnell wie möglich sollte ein Termin beim Kinder- und Jugendarzt oder beim Hausarzt vereinbart werden. Dabei gehen wir davon aus, dass dieser das Kind bereits gut kennt und von daher ein Vertrauensverhältnis besteht. Für den Arzt sind Informationen über die Art der Beschwerden, deren Dauer und die damit einhergehende Beeinträchtigung im Alltag (Schule, Freizeit, Freundeskontakte) von Bedeutung. Offenheit sollte auch darüber herrschen, ob bei nahen Angehörigen bereits Depressionen oder andere psychische Probleme vorlagen. Als Teil der Diagnostik sollte der Arzt nun eine komplette körperliche Untersuchung durchführen und auch Blutproben entnehmen, um körperliche Ursachen für die aufgetretene Symptomatik auszuschließen. Weiterhin sollte der Arzt auch weitere mögliche Ursachen für die depressive Symptomatik abklären. Hierzu zählen zum Beispiel Alkohol- oder Drogenmissbrauch, mangelnde Schlafhygiene, ernährungsbedingte Probleme wie Eisenmangel oder auch Medikamentenwirkungen. Wenn der behandelnde Arzt für die Beschwerden keine organischen Ursachen findet, so sollte er Sie und Ihr Kind an einen auf diese Altersgruppe spezialisierten Psychotherapeuten verweisen. Dieser führt dann genauere Untersuchungen durch und kann feststellen, ob eine behandlungsbedürftige psychische Störung vorliegt.

Spezialisten für die Diagnostik und Behandlung psychischer Probleme des Kindes- und Jugendalters

Ambulante Hilfe bei psychischen Problemen finden Sie bei Psychotherapeuten in eigener Praxis, in Ambulanzen und auch in psychosozialen Beratungsstellen. „Psychotherapeut/in" ist eine gesetzlich geschützte Berufsbezeichnung. Als Psychotherapeut darf sich nur bezeichnen, wer eine umfassende staatlich anerkannte Ausbildung absolviert hat und psychische Störungen mit wissenschaftlich anerkannten psychotherapeutischen Verfahren behandelt. Dies trifft für Psychologische Psychotherapeuten, Kinder- und Jugendlichenpsychotherapeuten, Kinder- und Jugendpsychiater und ärztliche Psychotherapeuten zu. Die in Ihrer Region zugelassenen Psychotherapeuten finden Sie im Arzt-/Psychotherapeutenregister der für Ihre Region zuständigen Kassenärztlichen Vereinigung. Für die Behandlung psychischer Störungen ermächtigte Ambulanzen können Sie ebenfalls über die Kassenärztliche Vereinigung erfragen. Im Folgenden beschreiben wir kurz die auf die Diagnostik und Behandlung psychischer Probleme des Kindes- und Jugendalters spezialisierten Berufe.

Kinder- und Jugendlichenpsychotherapeuten. Diese sind Spezialisten für die Diagnostik und Behandlung von psychischen Problemen bei Kindern und Jugendlichen bis zum Alter von 21 Jahren und deren Familien. Sie haben zunächst ein Psychologiestudium an einer Universität oder ein Pädagogikstudium an einer Universität oder Hochschule absolviert und danach eine mehrjährige psychotherapeutische Ausbildung abgeschlossen. Sie vertreten verschiedene, anerkannte psychotherapeutische Verfahren. Dies sind die analytische Psychotherapie, die tiefenpsychologisch fundierte Psychotherapie und die Verhaltenstherapie. Für die Verhaltenstherapie liegen heute die meisten wissenschaftlichen Belege und Nachweise für ihre Wirksamkeit vor.

Psychologische Psychotherapeuten. Sie haben zunächst ein Psychologiestudium an einer Universität und danach eine mehrjährige psychotherapeutische Ausbildung abgeschlossen. Mit einer speziellen Zusatzausbildung können sie neben Erwachsenen auch Kinder und Jugendliche behandeln.

Ärztliche Psychotherapeuten. Psychische Störungen werden auch von Fachärzten behandelt. Dazu gehören zum Beispiel Fachärzte für Psychiatrie und Psychotherapie und Fachärzte für Psychosomatische Medizin und Psychotherapie. Spezialisten für die Diagnostik und Behandlung von psychischen Problemen bei Kindern und Jugendlichen bis zum Alter von 21 Jahren und deren Familien sind die Fachärzte für Kinder- und Jugendpsychiatrie und Psychotherapie. Die genannten Ärzte haben Medizin an einer Universität studiert und danach eine Weiterbildung für die Behandlung psychischer Krankheiten abgeschlossen. Sie können Medikamente verordnen und Psychotherapien durchführen.

Ambulanzen. Neben psychotherapeutischen Praxen gibt es auch psychotherapeutische und kinder- und jugendpsychiatrische Ambulanzen, in denen psychische Probleme diagnostiziert und behandelt werden können. Hierzu gehören Ambulanzen an Ausbildungsinstituten für Psychotherapeuten, Ambulanzen an Hochschulen, die in der Regel an ein Institut für Psychologie einer Universität angegliedert sind, und Ambulanzen, die zu einem kinder- und jugendpsychiatrischen Krankenhaus gehören.

Psychosoziale Beratungsstellen. Bei Konflikten und Krisen können auch psychosoziale Beratungsstellen helfen. Sie bieten Hilfen, um Lebenssituationen zu meistern, denen ein Mensch manchmal nicht mehr alleine gewachsen ist. Das Beratungsangebot richtet sich nicht nur an psychisch Erkrankte, sondern auch an Menschen in Lebenskrisen und Problemsituationen. In Deutschland gibt es zum Beispiel mehr als 1000 Erziehungs- und Familienberatungsstellen. Die Beratung ist vertraulich und kostenlos. Ratsuchende Eltern, Kinder und Jugendliche können sich direkt an eine örtliche Beratungsstelle wenden. Die Adresse einer Beratungsstelle können Sie auf der Internetseite der Bundeskonferenz für Erziehungsberatung (vgl. Anhang, Seite 58) oder auch im örtlichen Telefonbuch oder der Tageszeitung meist unter dem Stichwort „Beratung" finden. In Beratungsstellen arbeiten in der Regel sowohl Sozialpädagogen als auch Psychologen und Psychotherapeuten.

Welche Behandlungsmöglichkeiten können in Betracht gezogen werden?

Der von Ihnen aufgesuchte Spezialist für die Diagnostik und Behandlung psychischer Probleme des Kindes- und Jugendalters wird nach der Diagnostikphase die verschiedenen Behandlungsoptionen mit Ihnen und Ihrem Kind besprechen (vgl. Kapitel 7). Neben der Einzelpsychotherapie kommen auch (insbesondere im Rahmen der Kognitiven Verhaltenstherapie) gruppenpsychotherapeutische Angebote in Betracht. Diese können eine gewinnbringende Behandlungsalternative darstellen. In jedem Fall ist die Beteiligung und Einbindung der wichtigsten Bezugspersonen auch dann von großer Bedeutung, wenn diese eine gute Beziehung zu ihrem Kind haben. Bei leichten und mittelgradigen Depressionen wird die Behandlung in der Regel mit psychotherapeutischen Interventionen begonnen. Die bisher am besten evaluierte Behandlungsform ist die Kognitive Verhaltenstherapie. Wenn die Probleme und Beschwerden sich hierdurch bessern, ist in der Regel von einer medikamentösen Behandlung abzusehen. Bei ausbleibenden Erfolgen oder schweren Depressionen kann auch bei Kindern und Jugendlichen eine medikamentöse Behandlung angezeigt sein. Hierbei ist die intensive Zusammenarbeit zwischen dem behandelnden Psychotherapeuten und dem behandelnden Arzt vonnöten. Antidepressiva sollten immer nur im Rahmen eines Gesamtbehandlungsplanes eingesetzt werden. In besonders schweren Fällen und bei Vorliegen von akuter Suizidalität sind stationäre Behandlungen unumgänglich (vgl. Kapitel 7). Im Kapitel 9 und 10 finden Sie weitere Informationen und Tipps, wie Sie zum einen Ihr Kind während der Behandlung unterstützen können und zum anderen dazu beitragen können, dass Ihre gesamte Familie während dieser nicht einfachen Zeit stark und gesund bleibt.

Wer übernimmt die Kosten für die notwendige Diagnostik und Behandlung?

Psychotherapie ist eine Leistung der gesetzlichen Krankenversicherung. Das heißt, dass bei gesetzlich krankenversicherten Personen die Kosten für die Diagnostik und eine gegebenenfalls notwendige Psychotherapie übernommen werden. Eine Psychotherapie ist allerdings eine „antragspflichtige Leistung"; das heißt, Sie müssen, gemeinsam mit Ihrem behandelnden Psychotherapeuten nach der Diagnostik- und Abklärungsphase („probatorische Sitzungen") und vor Behandlungsbeginn einen Antrag bei Ihrer Krankenkasse stellen, was in der Regel kein großer Aufwand ist. Informationen hierzu werden Sie vom behandelnden Psychotherapeuten erhalten. Ein Psychotherapeut in eigener Praxis muss bestimmte Merkmale erfüllen, damit er mit den gesetzlichen Krankenkassen abrechnen kann. Er muss (1) approbiert sein, also eine staatliche Behandlungserlaubnis besitzen, (2) von einer „Kassenärztlichen Vereinigung" zugelassen sein und (3) ein psychotherapeutisches Verfahren anwenden, das sich wissenschaftlich als wirksam erwiesen hat und zugelassen ist. Dazu gehören bisher die analytische Psychotherapie, die tiefenpsychologisch fundierte Psychotherapie und die Verhaltenstherapie. Bei der kassenärztlichen Vereinigung können Sie erfahren, in welchem Psychotherapieverfahren die jeweiligen Psychotherapeuten fachkundig sind. Die Leistungen der privaten Krankenversicherung (PKV) sind nicht einheitlich geregelt. Entscheidend ist hier, was der Versicherte und seine Versicherung vertraglich vereinbart haben. Einige private Krankenversicherungen lehnen einen Versicherungsschutz für psychisch kranke Menschen ab oder schränken die Leistungen im Fall einer psychischen Erkrankung ein. In jedem Fall ist es ratsam, sich vor Behandlungsbeginn die Kostenübernahme schriftlich bestätigen zu lassen. Bei Beamten oder Angestellten des Öffentlichen Dienstes übernimmt die Beihilfe die Kosten für die Behandlung durch einen zugelassenen Psychotherapeuten. Im Allgemeinen übernimmt die Beihilfe etwa 50 Prozent der Kosten. In jedem Fall ist es ratsam, sich auch hier vor Behandlungsbeginn die Kostenübernahme schriftlich bestätigen zu lassen.

13 Wie können sich Kinder und Jugendliche selbst helfen?

Im Jugendalter müssen die Heranwachsenden viele Entwicklungsaufgaben bewältigen. Sie müssen unter anderem
* neue und enge Beziehungen zu Gleichaltrigen aufbauen,
* die eigene, veränderte körperliche Erscheinung akzeptieren,
* selbstständig und emotional unabhängiger von ihren Eltern und anderen Erwachsenen werden,
* sich auf eine Partnerschaft, später auch Familienleben vorbereiten,
* eine berufliche Karriere vorbereiten,
* sozial verantwortliches Verhalten und ein Wertesystem entwickeln.

Somit ist das Jugendalter eine extrem veränderungsreiche Lebensphase, die ganz schön anstrengend sein kann. Es ist daher ganz normal, dass man in dieser Zeit ab und zu traurig ist, es Phasen gibt, in denen man zu nichts Lust hat und es einem auch mal an Selbstvertrauen mangelt.

Wenn diese Gefühle aber nicht mehr nachlassen, sehr häufig sind oder so intensiv werden, dass du sie nicht mehr in den Griff bekommst, dann könnte es sein, dass du an einer Depression leidest. Dafür spricht auch, wenn du dich oft als schlecht, hässlich, dumm oder wertlos empfindest, du kein Interesse mehr an Aktivitäten hast, die du ansonsten sehr gerne mit deinen Freunden unternimmst oder wenn du daran denkst besser tot zu sein.

Depressive Verstimmungen kommen in allen Altersgruppen, bei beiden Geschlechtern und in allen sozialen Schichten vor. Sie sind kein Zeichen von Schwäche, sondern ein ernstzunehmendes Problem. Aber es gibt auch gute Nachrichten. Es gibt gute und wirksame Behandlungs- und Hilfsangebote, die recht gut erreichbar und entweder kostenlos sind oder von der Krankenkasse bezahlt werden (vgl. Kapitel 7 und 12). Die zweite gute Nachricht lautet, dass du selbst auch etwas unternehmen kannst, um mitzuhelfen, depressive Verstimmungen zu überwinden und auch um solchen in der Zukunft vorzubeugen. Hierbei solltest du versuchen, offen mit Freunden und Angehörigen über deine Gefühle und Probleme zu reden, um die vorhandenen Unterstützungsquellen im Umfeld zu nutzen. Du wirst merken, dass das Sprechen über traurige Gefühle meistens die Stimmung eher verbessert als verschlechtert. Bei einer behandlungsbedürftigen Depression wird dies aber nicht ausreichen. Hier ist in jedem Fall professionelle Hilfe in Anspruch zu nehmen. Wichtig ist, dass du diese Hilfe so früh wie möglich in Anspruch nimmst und nicht erst, wenn die negativen Gefühle und die innere Leere so überwältigend werden, dass du keine Lösungsmöglichkeit mehr siehst.

Was kannst du selbst tun, um dich besser zu fühlen?

Wir wissen, dass du nicht an deiner Depression schuld bist und dass du diese auch nicht selbst verursacht hast. Erfreulicherweise ist es aber so, dass du dennoch einen Einfluss darauf hast, deine Stimmung zu verbessern. Was kannst du tun?

- Andere um Hilfe bitten, wenn du gestresst bist.
- Dich nicht zurückziehen und sozial isolieren, auch wenn es dir schwerfällt.
- Dich gesund ernähren und dich körperlich betätigen.
- Den Konsum von Alkohol und illegalen Drogen vermeiden.
- Mit Angehörigen oder guten Freunden über Depressionen sprechen.
- Auch wenn es schwerfällt, nicht alles nur schwarz sehen, sondern auch das Gute bei dir selbst und deinen alltäglichen Erfahrungen sehen und auf positive Veränderungen hoffen.

Allerdings vergisst man während einer depressiven Phase oft, sich in ausreichender Weise um sich selbst zu kümmern. Daher ist es hilfreich, sich selbst erreichbare Ziele zu setzen, um bei der Stimmungsverbesserung eine aktive Rolle zu spielen. Einige Tipps hierzu findest du im folgenden Arbeitsblatt. Wähle zwei der im Arbeitsblatt erläuterten Bereiche aus und setze dir Ziele. Diese sollten klar formuliert und realistisch sein. Nach dem Ausfüllen des Arbeitsblatts solltest du einschätzen, wie sicher du bist, dass du die Ziele in nächster Zukunft verfolgen kannst. Wenn du ziemlich unsicher bist, solltest du nach Alternativen suchen oder an der Formulierung des Ziels etwas ändern.

Dieses Arbeitsblatt kann auch begleitend zu einer Beratung oder Therapie eingesetzt werden. Hilfreich kann die Beherzigung dieser Tipps aber auch nach dem Abklingen einer depressiven Phase sein, um für zukünftige Stimmungseinbrüche besser gewappnet zu sein.

Hilfe zur Selbsthilfe zur Besserung und Vorbeugung depressiver Verstimmungen

Name: _____ Datum: _____

Bleibe körperlich aktiv

Während des nächsten Monats werde ich jede Woche an mindestens ____ Tagen die folgenden körperlichen Aktivitäten für jeweils ____ Minuten ausführen:

_____

_____

_____

(Lege Datum und Uhrzeit und einen vernünftigen Umfang fest)

Plane angenehme Aktivitäten

Auch wenn ich nicht dazu motiviert bin, verpflichte ich mich dazu im nächsten Monat wöchentlich mindestens ____ angenehme Aktivitäten auszuführen. Dies sind Folgende:

_____

_____

_____

(Lege fest, wann und mit wem diese unternommen werden)

Ernähre dich ausgewogen

Auch wenn mir nicht danach ist und ich keinen Appetit habe, so werde ich täglich _____ ausgewogene Mahlzeiten zu mir nehmen:

_____

_____

_____

(Wähle gesunde Nahrungsmittel aus)

Verbringe Zeit mit Menschen, die dich unterstützen können

Während des nächsten Monats werde ich mindestens an ____ Tagen für jeweils mindestens ____ Minuten:

(Mit wem?)   (Was tun?)

_____   _____

_____   _____

_____   _____

(z. B. mit Anne/Martin reden, essen, spielen, Sport treiben)

Entspanne dich

Während des nächsten Monats werde ich mich jede Woche an mindestens ____ Tagen für jeweils mindestens ____ Minuten entspannen, indem ich mich folgenden Aktivitäten widme:

_____

_____

_____

(z. B. Lesen, Muskelentspannung, tief durchatmen)

Kleine Ziele schrittweise erreichen

Folgendes Problem möchte ich lösen:

_____

_____

Mein Ziel ist: _____

Schritt 1: _____

Schritt 2: _____

Schritt 3: _____

Wie wahrscheinlich ist es, dass du die von dir ausgewählten Aktivitäten durchhältst?

Sehr unsicher   1   2   3   4   5   6   7   8   9   10   sehr sicher

Anhang

Literatur

Döpfner, M. & Petermann, F. (2008). *Ratgeber Psychische Auffälligkeiten bei Kindern und Jugendlichen – Informationen für Betroffene, Eltern, Lehrer und Erzieher* (2., akt. Aufl.). Göttingen: Hogrefe.

Groen, G. & Petermann, F. (2011a). *Wie wird mein Kind wieder glücklich? Praktische Hilfe gegen Depressionen.* Bern: Huber.

Groen, G. & Petermann, F. (2011b). *Depressive Kinder und Jugendliche* (2., überarb. Aufl.). Göttingen: Hogrefe.

Käsler-Heide, H. (2001). *Bitte hört was ich nicht sage.* München: Kösel.

Nevermann, C. & Reicher, H. (2009). *Depressionen im Kindes- und Jugendalter. Erkennen, Verstehen, Helfen.* München: Beck.

Rutz, M. (Hrsg.). (2002). *Utopia Blues. Depression, Manie und Suizid im Jugendalter.* Zürich: pro juventute.

Schütz, J. (2002). *Ihr habt mein Weinen nicht gehört. Hilfen für suizidgefährdete Jugendliche.* Freiburg: Herder.

Hilfreiche Internetquellen

- www.bptk.de
  Infoseite der Bundespsychotherapeutenkammer.
- www.bkjpp.de
  Kinder- und jugendpsychiatrische Behandlungsangebote (Kliniken und Praxen) sowie Informationen für Eltern des Berufsverbandes für Kinder- und Jugendpsychiatrie, Psychosomatik und Psychotherapie in Deutschland e. V. (BKJPP).
- www.bke-beratung.de
  Zahlreiche Beratungsangebote für Jugendliche und Eltern, auch in türkischer Sprache, Adressen von Beratungsstellen vor Ort, moderiertes Forum.
- www.buendnis-depression.de und www.kompetenznetz-depression.de
  Wissen und Informationen, auch zu regionalen Angeboten zum Thema Depression.
- www.dksb.de
  Informationen, Kontakte und Adressen des Kinderschutzbundes.
- www.kinderaerzte-im-netz.de
  Infoseite des Berufsverbandes der Kinder- und Jugendärzte.

- www.kinder-psych.de
  Infoseite über psychische Probleme bei jungen Menschen, viele Informationen zu Begriffen, Fragen und Antworten zur Kinder- und Jugendpsychiatrie, Kliniken und Praxen.
- www.kinder-und-jugendtelefon.de
  Nummer-gegen-Kummer von der Bundesarbeitsgemeinschaft Kinder- und Jugendtelefon e.V., Beratungsangebote für Kinder und Jugendliche von Beratern oder auch anderen Jugendlichen, Beratung für Eltern, telefonisch und Internetberatung.
- www.neuhland.de
  Beratungsstelle für Kinder- und Jugendliche in Krisen.
- www.youth-life-line.de
  Ein Team aus 36 jugendlichen Peerberatern und drei therapeutischen Fachkräften hilft Jugendlichen in Krisen per Email und per Chat.

Hilfreiche Adressen und Telefonnummern

Bundesverband der Angehörigen psychisch Kranker
Thomas-Mann-Straße 49a
53111 Bonn
Tel.: 0228/63 26 46
Fax: 0228/65 80 63

Kinder- und Jugendtelefon e. V. (Deutscher Kinderschutzbund)
Tel.: 0800/1 11 03 33
bundesweit und kostenfrei von Festnetz und Handy, immer montags bis freitags zwischen 15 und 19 Uhr

Nationale Kontakt- und Informationsstelle zur Anregung und Unterstützung von Selbsthilfegruppen (NARKOS)
Albrecht-Achilles-Str. 65
10709 Berlin
Tel.: 030/8 91 40 19
Fax: 030/8 93 40 14
Hier erfahren Sie die Adressen von Selbsthilfegruppen in Ihrer Nähe.

Checkliste für Zeichen einer Depression

Im Folgenden finden Sie eine Checkliste mit möglichen Anzeichen, Signalen und Symptomen einer Depression. Wenn mehrere dieser Zeichen auf Ihr Kind zutreffen, Sie also mehrere Fragen mit Ja beantworten, sollten Sie sich professionelle Hilfe suchen, um die Probleme abklären zu lassen.

	Ja, trifft zu	Nein, trifft nicht zu
Wirkt Ihr Kind sehr traurig, bedrückt und niedergeschlagen?	☐	☐
Reagiert es besonders gereizt, fühlt sich schnell angegriffen und ungerecht behandelt?	☐	☐
Fängt es leicht und ohne ersichtlichen Grund zu weinen an?	☐	☐
Wirkt es besonders müde, schlapp und ohne Energie und Antrieb?	☐	☐
Kann es sich über kaum noch etwas richtig freuen?	☐	☐
Machen ihm auch eigentlich schöne, angenehme Dinge und Sachen, die früher Spaß gemacht haben, keinen richtigen Spaß mehr?	☐	☐
Wirkt es oft und mehr als andere Kinder besonders gelangweilt und interessenlos?	☐	☐
Vernachlässigt es Hobbys und sonstige angenehme Aktivitäten?	☐	☐
Zieht es sich oft zurück, ist lieber alleine?	☐	☐
Wehrt es Kontaktangebote immer mehr ab, hält sich aus familiären Aktivitäten stark heraus?	☐	☐
Geht Ihr Kind Unternehmungen mit Freunden und anderen Menschen immer weniger nach?	☐	☐
Versucht es normalen Anforderungen im Alltag (z.B. Hausaufgaben und Schulbesuch) immer öfter aus dem Weg zur gehen?	☐	☐

	Ja, trifft zu	Nein, trifft nicht zu
Gehen die schulischen Leistungen bergab?	☐	☐
Vernachlässigt es in erheblichem Ausmaß sonstige Aufgaben und Pflichten?	☐	☐
Wirk es in seinen Bewegungen, in der Gestik und Mimik oft sehr gehemmt, sparsam und ausdruckslos? Oder wirkt es besonders unruhig, nervös und fahrig?	☐	☐
Grübelt Ihr Kind viel, macht sich besonders viele Sorgen?	☐	☐
Traut es sich sehr wenig zu, wirkt mut- und hoffnungslos, hat wenig Selbstvertrauen?	☐	☐
Sieht es sich, seine Umwelt und die Zukunft oft sehr pessimistisch und negativ?	☐	☐
Klagt es oft über körperliche Beschwerden, wie Kopfschmerzen oder Bauchweh, ohne dass eine körperliche Ursache dafür vorliegt?	☐	☐
Kann es sich deutlich schlechter konzentrieren oder entscheiden als sonst?	☐	☐
Schläft Ihr Kind schlecht ein oder durch? Oder schläft es viel mehr als sonst und wirkt trotzdem müde?	☐	☐
Hat es weniger Hunger und Appetit als sonst, isst es weniger, nimmt nicht zu oder hat abgenommen? Hat es mehr Hunger und Appetit als sonst, isst es mehr, vielleicht auch aus Frust und bei schlechter Stimmung?	☐	☐
Verletzt sich Ihr Kind mit Absicht selbst (ritzt es sich z. B. am Unterarm)?	☐	☐
Spricht Ihr Kind oft über den Tod? Macht es Andeutungen oder Äußerungen, dass ihm alles zu viel wird, dass es eigentlich nicht mehr leben möchte? Hat es Selbstmordgedanken, -absichten oder -pläne geäußert?	☐	☐

Buchtipps

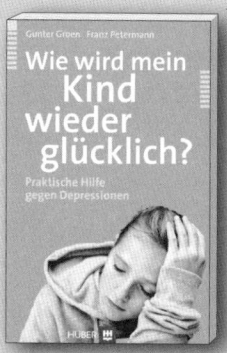

Gunter Groen · Franz Petermann

Wie wird mein Kind wieder glücklich?

Praktische Hilfe gegen Depressionen

2011, 160 Seiten,
€ 19,95 / CHF 28,50
ISBN 978-3-456-85008-5

Wie erkenne ich, ob mein Kind lediglich etwas trauriger ist als andere Gleichaltrige oder ob es bereits unter ernstzunehmenden psychischen Problemen leidet? Gerade für Eltern oder andere Bezugspersonen ist das eine schwierige und schwerwiegende Frage. Kinder und Jugendliche können ihr Befinden noch nicht so klar artikulieren wie Erwachsene und haben somit weniger Möglichkeiten, auf ihr Leiden aufmerksam zu machen. Aber die gute Nachricht ist, dass ihnen trotzdem sehr effektiv geholfen werden kann, wenn die Erkrankung rechtzeitig erkannt und behandelt wird.

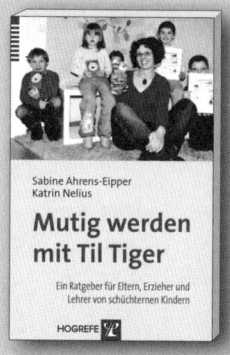

Sabine Ahrens-Eipper · Katrin Nelius

Mutig werden mit Til Tiger

*Ein Ratgeber für Eltern, Erzieher und Lehrer
von schüchternen Kindern*

2009, 122 Seiten, Kleinformat,
€ 14,95 / sFr. 24,90
ISBN 978-3-8017-2202-9

Der Ratgeber ist für Eltern und andere Bezugspersonen von Jungen und Mädchen im Alter zwischen vier und zehn Jahren konzipiert. Ziel des Ratgebers ist es, Informationen über Schüchternheit und soziale Ängste im Kindesalter zu vermitteln und Hilfen bei der Unterstützung und Förderung der betroffenen Kinder zu geben. Eltern erhalten Tipps dazu, wie in Alltags- und Krisensituationen vorgegangen werden kann, um diese gemeinsam mit dem Kind zu bewältigen. Sozial unsichere Kinder können mit Hilfe der Übungen Schritt für Schritt selbstsicheres Verhalten erlernen und ihre sozialen Fertigkeiten ausbauen.

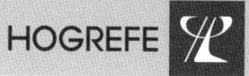

Buchtipps

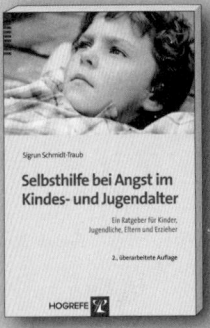

Sigrun Schmidt-Traub

Selbsthilfe bei Angst im Kindes- und Jugendalter

Ein Ratgeber für Kinder, Jugendliche, Eltern und Erzieher

2., überarbeitete Auflage 2010,
142 Seiten, Kleinformat, € 16,95 / sFr. 24,90
ISBN 978-3-8017-2340-8

Ängste treten bei Kindern und Jugendlichen sehr häufig auf. Was Eltern oder Erzieher über Angststörungen wissen sollten, ist Gegenstand des ersten Teils des Buches. Verschiedene Angstdiagnosen sowie Methoden zur Angstbewältigung werden vorgestellt. Zahlreiche Beispiele veranschaulichen die entstehenden und aufrechterhaltenden Bedingungen der Angst. Der zweite Teil des Buches wendet sich direkt an ängstliche Kinder und Jugendliche im Alter von 10 bis 16 Jahren. In verständlicher Sprache wird erläutert, was unter einer Angststörung zu verstehen ist und welche Möglichkeiten der Selbsthilfe es beim Abbau von phobischen und panischen Ängsten gibt.

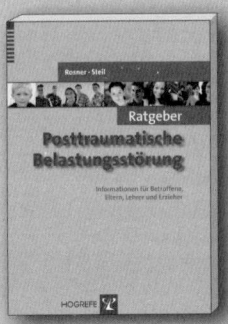

Rita Rosner · Regina Steil

Ratgeber Posttraumatische Belastungsstörung

Informationen für Betroffene, Eltern, Lehrer und Erzieher

(Reihe:»Ratgeber Kinder- und Jugendpsychotherapie«, Band 12)
2009, 56 Seiten, Kleinformat, € 8,95 / sFr. 15,20
ISBN 978-3-8017-1819-0

Wie reagieren Kinder und Jugendliche auf ein traumatisches Ereignis? Reagieren Kinder auf unterschiedliche Formen traumatischer Ereignisse wie Unfall, Vergewaltigung, Gewalt in der Familie jeweils anders? Wie kann ich als Familienmitglied helfen? Wie kann ich als Lehrer, Erzieher, Freund helfen? Welche Behandlungsmöglichkeiten gibt es? Wie erfolgreich sind diese Behandlungen? Der Ratgeber gibt hilfreiche Antworten.

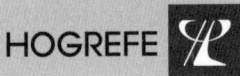